CUISINER POUR VAINCRE LA DOULEUR
ET L'INFLAMMATION CHRONIQUE

Recettes et conseils

Jacqueline Lagacé, Ph. D.

CUISINER
POUR VAINCRE
LA DOULEUR
ET L'INFLAMMATION CHRONIQUE

Avec la collaboration de
DIANE DUCHESNE · LOUISE LABRÈCHE
GABRIELLE SAMSON

Fides

Catalogage avant publication de Bibliothèque et Archives nationales du Québec et Bibliothèque et Archives Canada

Lagacé, Jacqueline
Cuisiner pour vaincre la douleur et l'inflammation chronique

ISBN 978-2-7621-3114-7 [édition imprimée]
ISBN 978-2-7621-3319-6 [édition numérique]

1. Inflammation (Pathologie) – Diétothérapie – Recettes. 2. Maladies chroniques – Aspect nutritionnel. I. Titre.

RB131.L33 2011   641.5'63   C2011-942256-5

Dépôt légal: 4ᵉ trimestre 2011
Bibliothèque et Archives nationales du Québec

© Groupe Fides inc., 2011

La maison d'édition reconnaît l'aide financière du Gouvernement du Canada par l'entremise du Fonds du livre du Canada pour ses activités d'édition. La maison d'édition remercie de leur soutien financier le Conseil des Arts du Canada et la Société de développement des entreprises culturelles du Québec (SODEC). La maison d'édition bénéficie du Programme de crédit d'impôt pour l'édition de livres du Gouvernement du Québec, géré par la SODEC.

IMPRIMÉ AU CANADA EN DÉCEMBRE 2011 (1ʳᵉ réimpression)

À tous mes lecteurs qui m'ont fait suffisamment confiance pour abandonner de vieilles habitudes alimentaires afin de retrouver la santé et une place plus active dans la société.

INTRODUCTION

A PRÈS AVOIR CONSACRÉ DEUX ANNÉES de travail intensif à la recherche bibliographique et à la rédaction de mon livre intitulé *Comment j'ai vaincu la douleur et l'inflammation chronique par l'alimentation*, j'étais heureuse de pouvoir revenir à ma vie libre de retraitée avec la satisfaction du devoir accompli. Mes lecteurs en ont décidé autrement en me manifestant avec insistance, lors de rencontres ainsi que par l'intermédiaire de mon blogue, leur désir de disposer d'un livre d'informations/recettes susceptible de faciliter leur adaptation à leur nouveau mode d'alimentation que constitue le régime hypotoxique. Je conviens, pour l'avoir vécu, qu'il peut être déstabilisant et même difficile de changer ses habitudes alimentaires pour adopter, du jour au lendemain, le régime hypotoxique. Il faut dire que ce régime implique des modifications importantes à notre mode d'alimentation occidental basé majoritairement sur les céréales, les produits laitiers et de grandes quantités de viandes rôties. Dans ce contexte, un guide pertinent facilitera certainement la transition vers un régime alimentaire qui prône le retour à une alimentation de type ancestral.

Le présent ouvrage a pour mission première d'apporter un soutien sous forme d'informations, de conseils, de menus et de recettes aux personnes qui, en raison de leurs douleurs chroniques ou à titre préventif, désirent suivre le régime hypotoxique. Ce régime alimentaire, qui est hypotoxique par définition, nécessite l'abandon d'aliments qui, selon nos traditions culinaires occidentales, sont considérés comme les piliers de notre alimentation. Il s'agit ici du blé et de toutes les céréales qui lui sont plus ou moins apparentées ainsi que de tous les produits laitiers d'origine animale, sans oublier les changements concernant la cuisson des viandes. C'est pourquoi il est important dans une première partie d'informer le lecteur sur la nature, les caractéristiques et les qualités nutritives des différents ingrédients de base utilisés pour remplacer ceux que le régime hypotoxique doit exclure en raison de leur toxicité particulière pour les individus affectés par une ou des maladies d'inflammation chronique. Cette partie comporte de plus une liste «garde-manger» répertoriant les aliments/ingrédients de base pour cuisiner selon les principes du régime hypotoxique ainsi qu'un guide d'achats (adresses de commerces et de sites Internet) pour aider le lecteur dans la recherche de produits alimentaires adaptés. Le lecteur pourra de plus se référer à cette partie de l'ouvrage dans le but de trouver des suggestions d'aliments et/ou d'ingrédients susceptibles de lui permettre de remplacer dans ses recettes préférées ceux non conformes au régime hypotoxique.

La seconde partie comprend des suggestions pour répondre entre autres aux questions des lecteurs concernant des menus de petits déjeuners, des encas ainsi que les repas pris au restaurant. La troisième partie propose des recettes de soupes, de plats principaux, de pains, de muffins, de pâtisseries, de crèmes et yaourts végétaux ainsi que des desserts conformes au régime hypotoxique. Les recettes présentées dans cet ouvrage ont été retenues parce que les co-auteures les utilisent fréquemment. Il s'agit de recettes que nous avons conçues et/ou adaptées et qui plaisent à nos familles et amis. Les collaboratrices de cet ouvrage sont Louise Labrèche et Diane Duchesne qui sont particulièrement douées en cuisine et qui suivent le régime hypotoxique depuis quelque temps. Louise Labrèche a enseigné la cuisine pendant de nombreuses années, alors que Diane Duchesne a déjà eu la responsabilité de la cuisine d'une auberge. Je peux vous dire que chaque fois où j'ai eu la chance de partager les repas préparés par l'une ou l'autre de ces amies, je me suis tout simplement régalée et ce n'est pas peu dire. La troisième collaboratrice de cet ouvrage, Gabrielle Samson, est une spécialiste de l'alimentation vivante. Elle donne des ateliers au Québec sur les notions, les particularités culinaires et les recettes qu'elle a élaborées pour le Kirlian Café, un café spécialisé dans le bio-végétalien-cru dont elle est propriétaire à Val-David.

Toutes les recettes présentées ici ont été testées et sélectionnées parce qu'elles respectent les principes du régime hypotoxique tout en mettant de l'avant le plaisir de savourer de délicieux mets. Les repas simples, nutritifs, savoureux et faciles d'exécution ont été privilégiés.

La quatrième partie comporte une mise à jour des derniers travaux de recherche concernant la nocivité des glycotoxines, un phénomène qui est d'une importance primordiale pour tous ceux qui se préoccupent de leur santé et, plus encore, pour ceux atteints de maladies d'inflammation chronique. Des travaux scientifiques parus ces derniers mois démontrent avec encore plus de force la nocivité des glycotoxines, et cela, de façon particulièrement prononcée chez les individus atteints de diabète de type 2[1]. Une attention spéciale est également accordée à l'influence des sucres, y compris le fructose, sur la biologie rénale, l'hypertension et le diabète de type 2. Finalement, des réponses aux questions les plus courantes des lecteurs de mon blogue sont intégrées dans cet ouvrage sous forme de capsules ainsi qu'un certain nombre de témoignages particulièrement convaincants en regard de l'efficacité du régime hypotoxique.

Remerciements

Je veux remercier Hubert, mon conjoint, pour sa joie de vivre et son soutien continu. Un merci spécial à mes enfants, Magali et Paul-André Simard, ainsi qu'à mon gendre Alain Dubois pour avoir participé activement à mon œuvre de sensibilisation auprès du public. Alain a créé et administre mon blogue avec le soutien de Magali, alors que Paul-André veille à ce que mes écrits soient compréhensibles pour l'ensemble de mes lecteurs. Je veux remercier mes trois indispensables collaboratrices, Diane Duchesne pour ses recettes originales, Louise Labrèche pour son travail acharné à adapter ses meilleures recettes au régime hypotoxique et Gabrielle Samson, cette jeune femme tellement passionnée et créative dans la promotion de l'alimentation vivante, une alimentation parfaitement en accord avec le régime hypotoxique. Je tiens à remercier également Claire Charbonneau, Hélène Cadieux, Claire Rigazio et Krystelle Deplantie pour leur collaboration. Je m'en voudrais de passer sous silence le rôle empathique extrêmement important qu'a joué Denis Lévesque envers son public pour lui faire connaître le régime hypotoxique; selon les témoignages reçus sur mon blogue ainsi que verbalement, ce régime a déjà permis à de nombreuses personnes de se libérer de souffrances souvent intolérables et de commencer à mener une vie plus normale et heureuse. Sans Denis Lévesque, mon livre n'aurait pas eu un tel impact auprès du public. Je remercie également tous les journalistes, animateurs de radio, médecins et autres thérapeutes qui ont fait preuve d'ouverture d'esprit et qui ont contribué à faire connaître le régime hypotoxique mis au point par le Dr Jean Seignalet et les avancements de la recherche médicale en rapport avec l'alimentation et les maladies d'inflammation chronique par l'intermédiaire de mon livre.

Je tiens finalement à remercier tous les collaborateurs des Éditions Fides pour leur efficacité, célérité et enthousiasme, plus particulièrement Guylaine Girard, directrice des Éditions Fides, Carole Ouimet, directrice de la production, Marie-Claude Bressan, responsable des communications, Gianni Gaccia, conception graphique, Sylvie Gourde, réviseure, Jeanne Lacroix, correctrice, Jenny de Jonquières et Bruno Lamoureux. Tous, sans exception, ont fait un travail qui va au-delà de la norme, un travail-passion.

Chapitre 1

Les principales céréales et « pseudo-céréales » conformes au régime hypotoxique

Le riz

Le riz est une céréale de la famille des graminées. Il existe plusieurs sortes de riz: les riz blanc, brun, rouge, noir, sauvage, glutineux (ou gluant parce que plus riche en amidon) ainsi que le riz basmati blanc ou brun, le riz arborio et le riz au jasmin.

Valeurs nutritionnelles des différents riz

Ce sont les riz à grain entier qui possèdent les meilleures qualités nutritives. Le **riz complet (brun, rouge, noir, sauvage)** est un riz entier débarrassé de son enveloppe extérieure fibreuse et non comestible, la balle, mais qui conserve le germe (l'embryon) et le son qui le rendent plus nutritif que le riz blanc. Le riz complet est riche en fibres et en vitamines du groupe B. Le riz brun étuvé est précuit à la vapeur avant d'être dégarni de son écorce. Cette étape permet de réduire le temps de cuisson du riz, à la maison, de 45 à 20 minutes. L'étuvage assure également au riz une durée de conservation plus longue que celle du riz brun ordinaire. Le riz brun étuvé (converti) a conservé le germe et le son, ce qui le rend également très nutritif.

Le **riz blanc étuvé** a été précuit avec le son et le germe. Au cours de l'étuvage, une petite partie des vitamines présentes dans le germe et le son est absorbée dans le grain de riz. On enlève ensuite le son et le germe par polissage. Ce riz blanc contient une partie des vitamines du riz brun étuvé, mais il ne contient pas autant de fibres, car il a perdu le son. Le **riz blanc ordinaire** est un riz qui a été poli pour enlever le son et le germe, ce qui réduit son contenu en fibres et en vitamines du groupe B. Le **riz arborio** est un type de riz blanc à grain moyen ou court. Bien connu des Italiens, il est la principale vedette du risotto.

Les **riz blancs parfumés** sont beaucoup plus savoureux que les autres variétés de riz blancs. Parmi ces riz, on trouve le **riz basmati**, un riz à grain long, indispensable à la cuisine indienne, ainsi que le **riz au jasmin**, un riz à grain long utilisé dans la cuisine thaïlandaise. Le **riz basmati blanc est encore moins nourrissant** que le riz blanc ordinaire. Cependant, on trouve maintenant sur le marché du **riz basmati brun** et du **riz au jasmin brun**, qui sont plus nourrissants puisqu'ils ont conservé le germe et le son.

Le **riz à cuisson rapide** a été entièrement précuit, puis déshydraté. Il cuit en moins de 5 minutes. Le riz instantané a peu de goût et sa texture est granuleuse. Ce type de riz est souvent enrichi de fer et de vitamine B dans le but de lui donner une valeur nutritive comparable à celle du riz blanc ordinaire. Toutefois, compte tenu de l'importance de la synergie existant entre les différents constituants naturels d'un aliment, cela reste à prouver. Il faut souligner que ce riz est beaucoup plus coûteux, puisqu'il a subi plusieurs transformations.

Le **riz sauvage n'est pas un riz**, mais plutôt le grain d'une plante sauvage, le roseau. Celui-ci pousse principalement dans les marais et certains lacs du Canada et des États-Unis. Ce riz très recherché est de couleur noirâtre et sa saveur de noisette est très prononcée. **Le riz sauvage** contient deux fois plus de protéines et presque trois fois plus de fibres que le riz brun, ce qui le rend encore **plus nutritif**. Son contenu en riboflavine et en niacine (des vitamines du groupe B) est également plus élevé que celui du riz brun.

Analyses comparatives des vitamines et minéraux contenus dans les riz brun et blanc ainsi que dans les farines correspondantes

L'enveloppe du riz brun contient de nombreux principes actifs bénéfiques. Ses effets bénéfiques seraient reliés à la synergie entre ses nombreux composés dont les fibres, les antioxydants, les vitamines et les minéraux. En ce sens, le riz brun est une excellente source de fibres alimentaires et de manganèse, une bonne source de sélénium, de magnésium, de phosphore, de zinc, de fer, de cuivre, de vitamines du complexe B: B1 (thiamine), B3 (niacine), B5 (acide pantothénique), B6 (pyridoxine).

Le riz blanc est décortiqué et poli. Il a perdu une grande partie de ses éléments nutritifs comparativement au riz brun. Il contient notamment beaucoup moins de fibres, de magnésium, de zinc et de fer et il est moins riche en vitamines du complexe B. Dans certains pays, dont les États-Unis, il est enrichi en fer, niacine et thiamine dans le but d'augmenter sa valeur nutritive.

Il est préférable de conserver la farine de riz brun au réfrigérateur.

Le sarrasin

Le sarrasin est généralement qualifié de pseudo-céréale, car contrairement aux céréales classiques, il n'appartient pas à la famille des graminées. Il s'agit d'une plante à fleurs, soit une dicotylédone de la famille des Polygonacées. Pour cette raison, ses caractéristiques nutritionnelles diffèrent passablement des «vraies céréales». Le sarrasin est exempt de gluten et il est plus riche en protéines que les autres céréales. On le consomme toutefois comme une céréale.

Le sarrasin est très nutritif car il contient tous les acides aminés essentiels. Comme la viande, il possède des protéines complètes, mais il est beaucoup moins acidifiant que celle-ci. On dit d'un acide aminé qu'il est essentiel lorsque l'organisme ne peut le fabriquer lui-même et qu'il doit être fourni par l'alimentation. Le sarrasin est également riche en fibres solubles et en composés antioxydants. Les fibres solubles aideraient à maintenir une fonction intestinale adéquate et à normaliser les taux sanguins de cholestérol, de glucose et d'insuline, ce qui peut aider au traitement des maladies cardiovasculaires et du diabète de type 2. En comparaison du blé, de l'avoine, de l'orge et du seigle, le grain de sarrasin entier se situe au **premier rang** quant à sa **capacité antioxydante** et son contenu en composés phénoliques. Les grains décortiqués et broyés forment un excellent gruau et peuvent être ajoutés à la préparation de pains.

Le grain de sarrasin est une excellente source de cuivre, de magnésium et de manganèse. Il contient également du phosphore, du fer, du zinc et les vitamines B1, B2, B3, B5 et B6.

Il est préférable de conserver la farine de sarrasin au réfrigérateur.

Le quinoa

Le quinoa, contrairement au riz et à la plupart des autres céréales, n'est pas une graminée, il s'agit plutôt d'une plante annuelle herbacée de la famille des Chénopodiacées, comme la betterave ou l'épinard. C'est pourquoi il est considéré comme une «pseudo-céréale» qui, de plus, est sans gluten. Le quinoa est très nutritif: il contient environ 15% de protéines et 9-10% de fibres. Ses protéines sont complètes puisqu'il contient tous les acides aminés essentiels et, fait particulier, leur proportion est bien équilibrée. Il a également une teneur élevée en lysine, un acide aminé souvent manquant dans les produits céréaliers comme le blé et le maïs. Il complète bien les plats de légumineuses, car ces dernières ont une faible proportion de certains acides aminés essentiels.

Le quinoa possède toutes les autres propriétés des céréales, soit une teneur élevée en vitamines du complexe B, sauf la vitamine B12 qui n'est présente que dans les aliments d'origine animale. Le quinoa est riche en vitamines E, riboflavine (B2), B6, en acide folique (B9), en biotine (B8), en calcium, potassium, fer, cuivre, magnésium, manganèse. De plus, le quinoa contient une grande quantité d'antioxydants naturels, ce qui prévient son rancissement, augmentant ainsi sa durée de conservation. Un autre avantage du quinoa est son alcalinité.

Le quinoa existe sous forme de grains (rouge, blanc ou noir), de farine, de crème (farine précuite), de lait, de flocons, ou encore soufflé, germé.

Avant d'utiliser le grain de quinoa blanc, il faut bien le laver, afin d'enlever la saponine qui l'entoure et le rend amer. Pour cela, faites tremper les grains quelques secondes dans un bol d'eau, puis passez-les au chinois. Le quinoa cuit dans 1,5 fois son volume d'eau non salée (on sale en fin de cuisson), pendant 15 minutes, plus 5 minutes de repos pour le laisser gonfler sur un feu éteint sans soulever le couvercle. On en fait un excellent accompagnement pour des légumes, ou bien encore des salades ou des desserts.

Quarante grammes de quinoa donnent environ 1 tasse (250 ml) de quinoa cuit, ce qui correspond à 150 calories, 5,2 g de protéines, 27,6 g de glucides, 2,4 g de lipides et 2,8 g de fibres.

Les individus souffrant de la maladie cœliaque devraient porter une attention particulière au fait que le quinoa peut être **contaminé** par des traces de céréales contenant du gluten, dans les champs, pendant le transport, la manipulation des grains ou au moment de la mouture. Il est donc important pour les gens très sensibles au gluten de choisir des farines et des produits alimentaires **certifiés sans gluten**, ces produits étant les plus sûrs.

Le millet

Le millet courant (qui est doré) est une petite céréale ronde cultivée depuis les temps préhistoriques. Il fait partie de la famille des graminées. C'est une céréale complète, alcalinisante, peu allergène, sans gluten et très facile à digérer!

Ses acides aminés essentiels sont bien équilibrés. Le millet entier (non décortiqué) est riche en vitamines et sels minéraux: vitamines A, B, C, E, potassium, phosphore, fer, zinc, fluor, magnésium, silice, cuivre, manganèse, fibres solubles. Par contre, on consomme habituellement le millet décortiqué, c'est-à-dire dont on a retiré entièrement ou partiellement l'écorce. Ce faisant, il se cuisine plus rapidement, mais il perd ainsi une partie de sa valeur nutritive. Le millet décortiqué est tout de même une source de phosphore, de zinc, de magnésium et de fibres. Il est aussi plus riche en protéines que le riz, l'orge et même le quinoa.

Le millet brun est la forme sauvage du millet doré, il n'est pas décortiqué. Il s'agit d'une céréale entière que l'on peut manger avec son enveloppe. Il contient beaucoup de silice et plus de nutriments que le millet décortiqué. Il est recommandé pour les problèmes d'articulations (en raison de son fort taux de silice).

Tout comme le lin, pour obtenir pleinement ses qualités nutritives, il faut le moudre. Il se mange cru. On peut en manger 2 à 3 c. à thé par jour dans d'autres céréales ou encore dans du jus de fruits ou de légumes. On peut aussi le manger dans les soupes ou les salades. On peut l'utiliser dans la cuisson, mais on perd un peu de sa valeur nutritive.

Pour 100 g de millet brun, on retrouve 10 g de protéines, 0 gluten, 55 g de glucides, 4,5 g de lipides, 550 mg de silice, 140 mg de magnésium, 240 g de potassium, 14,5 mg de calcium, 2,3 mg de zinc et 4,5 mg de fer.

Le sorgho

Le sorgho est une plante herbacée annuelle de la famille des graminées. C'est une plante d'origine africaine, qui est plus près génétiquement du maïs que du blé. Le sorgho est considéré comme une céréale sans gluten de qualité nutritionnelle médiocre. Par 100 g, il contient 10,6 g de protéines incomplètes, 66,5 g de glucides, 3,4 g de lipides, 300 mg de phosphore, 4,2 mg de fer, 39 mg de calcium, 0,4 mg de thiamine, et 0,16 mg de riboflavine.

Le teff

Le teff est une plante herbacée de la famille des graminées originaire de l'Éthiopie. C'est une plante plus nutritive que le blé, son contenu en calcium est de 7 à 9 fois supérieur à celui du blé. Le teff est riche en protéines (11,6 %), lesquelles contiennent tous les acides aminés essentiels. Il est une excellente source de fer et une bonne source de calcium, de magnésium, de phosphore, de cuivre et de manganèse. Il est très riche en fibres solubles et il ne contient pas de gluten. Cette petite céréale brune **contient sa propre levure naturelle** qui agit comme un levain sur la pâte, ce qui en fait l'une de ses caractéristiques uniques.

L'amarante

L'amarante (amaranthe) est une plante annuelle de la famille des Amaranthacées, qui comporte de nombreuses plantes potagères. L'amarante est utilisée en tant que pseudo-céréale. Sa saveur est légèrement épicée. La farine d'amarante rend les pâtisseries plus humides et plus sucrées. L'amarante est exempte de gluten, elle est riche en fibres, en vitamines A et B, en acide folique, en vitamine C et en minéraux tels que calcium, fer, cuivre, magnésium et phosphore. Elle est riche en protéines et contient toute la gamme des acides aminés.

La farine de pois chiche

Le pois chiche est une légumineuse de la famille des Fabacées. La farine de pois chiche est une bonne source de protéines, de fibres, de magnésium, de cuivre, de manganèse, de fer et de phosphore. Elle contient de plus du potassium et du zinc. Elle est riche en acide folique, en thiamine et en vitamine B6. On doit l'utiliser avec parcimonie dans les recettes de pains car elle l'alourdit considérablement.

La farine de soja

Le soja est une légumineuse de la famille des Fabacées. La farine de soja contient beaucoup de protéines et de fibres. Ses protéines contiennent tous les acides aminés essentiels. Cette farine est riche en fer, magnésium, phosphore, potassium, cuivre, manganèse, calcium, zinc, acide folique, thiamine et vitamine B6.

La fécule ou amidon de pomme de terre

La pomme de terre est un tubercule de la famille des Solonacées. Il est important de savoir qu'il faut éviter d'exposer les pommes de terre à la lumière, car elles produisent alors une toxine appelée solanine. La présence de solanine est mise en évidence par la coloration verte des pommes de terre.

La fécule ou l'amidon de pomme de terre est conforme au régime hypotoxique, car elle ne contient que des glucides. La farine de pomme de terre n'est pas conforme au régime hypotoxique parce qu'elle contient des protéines dont une grande quantité d'asparagine, un acide aminé qui, lorsqu'il est chauffé à une température supérieure à 110 °C, entraîne la formation d'acrylamide, une glycotoxine particulièrement toxique. Il faut rappeler toutefois que la consommation de pommes de terre bouillies est conforme puisque le point d'ébullition est inférieur à 110 °C.

La fécule ou farine de tapioca

Le tapioca ou manioc provient des racines tubéreuses d'un arbrisseau de la famille des Euphorbiacées. Le manioc pousse en Amérique du Sud, en Amérique centrale, en Afrique et dans les Antilles. On en tire une farine que l'on qualifie également par les termes «amidon» ou «fécule». Malgré les différents termes utilisés, il s'agit du même produit.

La farine de tapioca est riche en glucides (38,06 g par 100 g) mais pauvre en protéines (1,36 g), en lipides (0,28 g), en vitamines et en sels minéraux. La farine de tapioca est digeste et ne contient pas de gluten. On l'utilise dans les pains et les pâtisseries sans gluten en tant qu'épaississant pour donner du volume, en tant que stabilisant pour lier les divers ingrédients et en tant qu'émulsifiant pour assouplir et donner de l'élasticité à la pâte. Cette farine, utilisée en quantité adéquate, compense en partie pour l'absence de gluten.

La fécule d'arrow-root

La fécule d'arrow-root est extraite de la racine (rhizome) d'une plante vivace appelée *Maranta arundinacea*. Le rhizome est réduit en une fine poudre blanche que l'on utilise comme agent épaississant, de la même façon que la fécule de maïs ou de pomme de terre.

La caroube

La caroube est le fruit du caroubier, un arbre de la famille des légumineuses. La farine de caroube est utilisée de nos jours dans l'industrie agroalimentaire comme additif (code E410) pour les glaces, les pâtisseries, les aliments diététiques (pas de gluten dans la caroube), notamment comme succédané de cacao. Il agit comme liant et émulsifiant. La caroube, contrairement à son homologue le cacao, ne contient ni théobromine, ni caféine, deux alcaloïdes à l'action excitante sur l'organisme.

La farine de fève

La farine de fève provient de la fève (*vicia faba*), membre de la famille des légumineuses. Cette farine est utilisée en boulangerie en tant qu'additif qui accélère l'oxydation de la pâte, car elle contient une enzyme appelée lipoxygénase qui permet de fixer l'oxygène de l'air participant ainsi à l'augmentation du volume des produits. Son dosage ne doit pas dépasser 2 % du poids de l'ensemble des farines.

La farine de fève contient 27 à 33 % de protéines, 1,5 à 2 % de lipides, 60 % de glucides dont 40 % d'amidon (30 % d'amylose et 70 % d'amylopectine), 3,5 à 4 % de matières minérales. Son taux d'humidité est d'environ 12 %.

La conservation des farines

Il est conseillé de ne pas conserver la farine dans son sac après l'achat. Vous prolongerez sa vie et son goût si vous la placez dans des bols hermétiques en verre ou en plastique. Un bâton de cannelle absorbera l'humidité indésirable tout en ajoutant un arôme léger. Ne conservez au réfrigérateur que les farines de riz brun, de sarrasin et celles qui contiennent du son.

Chapitre 2

Les additifs ajoutés aux différentes farines

La gomme de xanthane

La gomme de xanthane provient de la bactérie *Xanthomas campestris*. La gomme de xanthane est une fine poudre blanche qui n'a ni goût ni odeur; elle agit comme un émulsifiant, c'est-à-dire qu'elle assouplit et donne de l'élasticité aux pains et aux pâtisseries tout en leur conférant du volume. C'est un ingrédient essentiel pour fabriquer du pain sans gluten parce qu'il permet d'obtenir les caractéristiques d'élasticité et de moelleux qui sont normalement conférées par le gluten. Même si son coût est élevé, il suffit d'une faible quantité pour obtenir une concentration suffisante, souvent moins de 1%. Elle peut également remplacer avantageusement les œufs dans une recette. Certains affirment que la gomme de xanthane donne un produit final plus humide et moins sec que la gomme de guar.

La gomme de guar

La gomme de guar est extraite de la graine d'une légumineuse appelée *Cyamopsis tetragonoloba*. La gomme de guar, comme la gomme de xanthane, agit comme un émulsifiant. Elle remplace le gluten en donnant de l'élasticité et du moelleux aux pains et pâtisseries sans gluten. Elle a l'avantage d'être moins coûteuse que la gomme de xanthane.

Les graines de chanvre

Le principal intérêt des graines de chanvre et de l'huile que l'on en tire tient à leur teneur équilibrée en acides gras essentiels oméga-3 et oméga-6. On obtient 1,3 g d'oméga-3 à partir de 13 g de graines de chanvre. Le rapport oméga-6/oméga-3 dans l'alimentation occidentale est de 10/1 à 30/1, tandis qu'il devrait idéalement se situer entre 1/1 et 4/1. Un excès d'oméga-6 nuit à l'assimilation des oméga-3. Ce déséquilibre favorise les troubles allergiques et les maladies inflammatoires[2]. Alors que les oméga-3, par l'intermédiaire des éicosanoïdes, diminuent l'inflammation, l'agrégation et la vasoconstriction, assurant une protection contre l'arthrite, l'asthme, les thromboses et autres maladies vasculaires, un déséquilibre en faveur des oméga-6 influence négativement les éicosanoïdes, ce qui entraîne une augmentation de l'inflammation, l'agrégation et la vasoconstriction, donc l'incidence des maladies citées ci-haut.

Les graines de lin

Les graines de lin proviennent d'une plante annuelle de la famille de Linacées. Elles sont également cultivées pour leurs fibres textiles. Les graines de lin sont riches en protéines de qualité et en une huile riche en oméga-3 dont l'acide α-linolénique. Elles sont également riches en fibres solubles.

Des études ont démontré que la graine de lin possède un potentiel intéressant pour la prévention des maladies cardiovasculaires, de l'ostéoporose, de la constipation, de l'arthrite rhumatoïde, des cancers de la prostate, du côlon et du sein. La graine de lin aurait également une action favorable sur l'immunité. La graine de lin contient des cyanures liés à des molécules de sucre sous la forme de glycosides cyanogènes qui servent aux plantes comme défense contre les herbivores. Les études n'ont pas démontré que la présence de ces composants avaient des effets négatifs[3].

Une étude menée en 2010 a évalué que sur un groupe de 1317 individus, 5,8% des sujets s'étaient révélés positifs lors d'un test d'allergie à la graine de lin. De plus, une réaction croisée avec les graines suivantes a été observée: graines de lin, de sésame, de chia, arachide, soja, lupin, colza et blé.

Les graines de chia

Les graines de chia proviennent d'une plante de la famille des menthes, les Lamiacées. Les graines sont très petites et leur couleur varie du blanc au brun et noir. La graine de chia n'a pas besoin d'être moulue pour libérer ses oméga-3 à chaînes courtes, soit l'acide alpha-linolénique qui compte pour environ 16% de son contenu. Son contenu en oméga-6 compte pour environ 5 à 8%. Le chia contient 23% de protéines, des fibres, de l'acide folique, du calcium, du fer et de la vitamine C.

Certains suggèrent que le chia montrerait une possible efficacité dans les cas d'allergies, de maladies cardiovasculaires, de cancers, de désordres hormonaux, etc. Toutefois, une revue systématique effectuée en 2009 par The Natural Standard Research Collaboration montre qu'en réalité, seulement deux études cliniques ont examiné les effets du chia, plus particulièrement sur les facteurs de risque concernant les maladies cardiovasculaires. Une étude a montré quelques effets positifs, alors que la seconde n'en a montré aucun. Ils proposent cependant que des études rigoureuses soient faites pour vérifier les effets bénéfiques réels de ce supplément alimentaire. Compte tenu de l'historique de sa consommation, ils suggèrent que la consommation de chia est sécuritaire chez les gens qui n'y sont pas allergiques. Le chia présenterait un potentiel allergène qui reste à définir. Une possible allergie croisée pourrait exister entre le chia, le lin et/ou le sésame.

Les oméga-3 d'origine végétale ont-ils la même valeur positive que ceux de source marine ?

Les scientifiques ne s'entendent pas sur le taux de conversion de l'acide alpha-linolénique (AAL) de source végétale en acides eicosapentanoïque (AEP) et docosa-hexainoïque (ADH) à chaînes plus longues. Certains affirment que les taux de conversion seraient inférieurs à 1%, alors que d'autres avancent qu'ils varieraient entre 2 et 10%. En fait, il est conseillé de varier les sources d'AEP et d'ADH en consommant régulièrement du poisson, des suppléments d'huiles de poisson, des algues et des graines riches en acide alphalinolénique.

Les graines de sésame

Le sésame (*Sesamum indicum*) est une plante oléagineuse annuelle de la famille des Pedaliacées. Les graines de sésame sont riches en calcium, phosphore, fer, magnésium, zinc, manganèse, cuivre et vitamine B1. Elles contiennent des vitamines B6, B2, B3 et B9. Elles sont riches en graisse et en protéines.

Les graines de sésame contiennent de grandes quantités de ligans furofuranes qui présenteraient des activités physiologiques bénéfiques, incluant la modulation du métabolisme des acides gras, l'inhibition de la synthèse et de l'absorption de cholestérol, une action antioxydante, un effet hypotenseur et des effets anti-âge[4]. Le sésame ferait partie des neuf allergènes les plus courants au Canada, selon l'Agence canadienne d'inspection des aliments.

Chapitre 3

Les différentes caractéristiques des farines et/ou additifs

Caractéristiques fonctionnelles des différentes farines et/ou additifs utilisés pour la fabrication de pains et pâtisseries conformes au régime hypotoxique

Pour confectionner de savoureux pains et pâtisseries sans gluten, il est nécessaire de tenir compte des différentes caractéristiques des farines et/ou additifs. Ces informations permettent de déterminer selon le cas le pourcentage respectif tant minimal que maximal de chacun des ingrédients.

Vous trouverez en page 26 un tableau indiquant les propriétés respectives des diverses farines susceptibles d'être utilisées. Pour obtenir un produit qui tienne la route, composez un mélange regroupant les 6 propriétés indiquées.

Aux doses minimales suivantes:

50%	de structurant
25%	de texturant
10%	de stabilisant
5%	d'épaississant
5%	d'émulsifiant
5%	d'exhausteur

A Structurant: composant de base du produit une fois fini;

B Texturant: donnant du corps et de l'architecture à la masse structurante;

C Stabilisant: amalgamant le tout, liant;

D Épaississant: étoffant la masse, conférant du volume;

E Émulsifiant: assouplissant, élastifiant;

F Exhausteur: donnant goût et saveur.

Nom	Type	Propriétés
Riz brun ou blanc	farine	A, C
Tapioca	farine ou fécule	C, D, E
Quinoa	farine	A, D
Chataîgne	farine	B, F
Sarrasin	farine	D, F
Amarante	farine	F
Millet	farine	B
Teff	farine	F
Haricot	farine	B, D, F
Pois chiche	farine	B, D
Soja	farine	B, F
Pomme de terre	fécule ou amidon	B, C, D
Arrow-root	fécule	C, D, E
Caroube	amidon	C, E
Guar (E412)	amidon	C, D, E
Xanthane	polysaccharide	C, D, E
Amande, noix	poudre	B, D
Arachide	poudre	F
Sésame	poudre	F

N. B.: Il est recommandé de respecter un pourcentage d'au moins 1% de gomme de xanthane et/ou de guar, ce qui correspond à environ 1 c. à soupe de ce type d'additif pour un pain de 2 lbs.

Charte de conversion de différentes unités de mesure en cuisine

Tasse	Métrique	Impériale
¼ tasse	60 ml	2 oz
⅓ tasse	80 ml	2 ½ oz
½ tasse	125 ml	4 oz
⅔ tasse	160 ml	5 oz
¾ tasse	185 ml	6 oz
1 tasse	250 ml	8 oz
2 tasses	500 ml	16 oz (pinte amér.) 20 oz (pinte impér.)
4 tasses	1 litre	32 oz

Métrique	Impériale
20 g	¾ oz
60 g	2 oz
125 g	4 oz
180 g	6 oz
250 g	8 oz
500 g	16 oz (1 lb)
1 kg	32 oz (2 lbs)

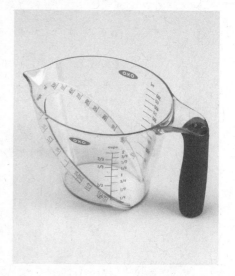

N. B.: Pour mesurer le plus adéquatement possible les farines, une tasse à mesurer de marque «OXO» qui permet une lecture facile et précise des quantités à mesurer est à privilégier, car la lecture se fait au-dessus du contenant plutôt que sur les côtés.

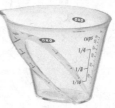

Chapitre 4

Importance de deux indices nutritionnels sur l'équilibre métabolique de l'organisme

L'indice glycémique des aliments

L'indice glycémique (IG) des aliments est en relation directe avec la quantité d'insuline qui sera sécrétée dans le sang après l'ingestion d'un aliment particulier en fonction des glucides lents ou rapides qu'il contient. Plus un aliment provoquera une sécrétion d'insuline rapidement après son ingestion, plus son indice glycémique sera élevé. Il existe maintenant des tables fournissant l'indice glycémique de la plupart des aliments. Il est à noter que les cuissons douces à la vapeur, en papillote ou dans un wok modèrent l'indice glycémique.

On considère que les aliments possédant un indice supérieur à 70 devraient être consommés avec modération alors que la consommation des aliments dont l'indice glycémique est égal ou inférieur à 50 (riz complets, farines complètes, légumineuses, légumes, la majorité des fruits frais) devrait être encouragée parce qu'ils sont plus favorables à la santé. Les produits laitiers sont dans une classe à part, car bien qu'ils aient un indice glycémique bas, qu'ils soient faibles ou non en gras, ils entraînent une élévation marquée du taux d'insuline dans le sang.

Le taux de glucose dans le sang n'est pas seulement influencé par la valeur de l'indice glycémique d'un aliment; il l'est également par la quantité de glucides contenus dans la portion consommée de cet aliment. Manger une petite quantité d'un aliment très hyperglycémiant aura moins d'effet sur le taux de glucose sanguin que la consommation d'une grande quantité d'un aliment plus pauvre en glucides. En définitive, la notion de charge glycémique tient compte à la fois de l'indice glycémique d'un aliment, de la quantité consommée (poids normal d'une portion) et de la proportion de glucides contenus dans la portion ingérée.

La consommation d'aliments à indice glycémique faible rassasie généralement mieux, ce qui permet d'éviter d'avoir toujours faim ou de trop manger. Ainsi, le fait de consommer des légumineuses, lesquelles sont caractérisées par un indice glycémique bas, favorise un effort de longue durée contrairement à la consommation d'aliments à indice glycémique élevé. À l'intérieur d'un repas équilibré qui contient des protéines, des fibres alimentaires, des lipides et des glucides, l'indice glucidique de l'ensemble du repas est diminué.

L'indice glycémique des aliments n'est cependant pas une religion, d'autant plus que l'on trouve des différences non négligeables entre les différentes tables. De plus, des travaux récents, publiés en 2011 et basés sur des tests physiologiques, ont démontré que les formules utilisées pour évaluer l'indice glycémique des aliments surestiment de façon générale ces indices par des marges de 22 à 50%. Par exemple, l'indice des pommes de terre est surestimé de 22% et celui du riz, de 40%[5]. Il est important de noter que ce n'est pas parce qu'un aliment montre un indice glycémique faible qu'il est nécessairement bon pour la santé et vice versa. Ces tables sont toutefois utiles pour avoir une certaine idée de l'influence des aliments sur l'importance de la sécrétion d'insuline à la suite de leur consommation.

Tableau montrant la charge glycémique de différents aliments

Comme on peut le constater grâce à ce tableau, la charge glycémique (CG) d'un aliment est plus révélatrice que le simple indice glycémique (IG).

Pour en savoir plus

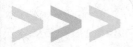

www.superphysique.org/supermince/
table_de_lindice_et_de_la_charge_glycemique

Aliments à indice glycémique élevé

Nom	Glucides	IG	CG
Bière (maltose)	5	110	6
Glucose	100	100	100
Dattes	75	95	71
Pomme de terre cuite au four	25	95	24
Pomme de terre frite	33	95	31
Riz soufflé	85	95	81
Purée de pommes de terre	14	90	13
Riz précuit	24	90	22
Miel	80	90	72
Carottes cuites	6	85	5
Flocons de maïs	85	85	72
Maïs soufflé sans sucre	63	85	54
Farine t45 (pain blanc)	58	85	49
Gâteau de riz	24	85	20
Croustilles	49	80	39
Haricots cuits	7	80	6
Tapioca	94	80	75
Crackers	60	80	48
Potiron, citrouille	7	75	5
Farine t55 (baguette)	55	75	41
Pastèque	7	75	5
Farine t65 (pain de campagne)	53	70	37
Céréales sucrées	80	70	56
Barre chocolatée	60	70	42
Pomme de terre pelée bouillie	20	70	14
Sucre (saccharose)	100	70	70
Navet	3	70	2
Fécule de maïs	88	70	62
Maïs moderne	22	70	15
Riz précuit incollable	24	70	17
Boisson au cola	11	70	8
Nouilles, ravioles	23	70	16

Aliments à indice glycémique moyen

Nom	Glucides	Ig	Cg
Farine t85	50	65	33
Pomme de terre bouillie avec peau	14	65	9
Semoule raffinée	25	65	16
Confiture	70	65	46
Melon	6	65	4
Banane	20	65	13
Jus d'orange industriel	11	65	7
Raisins secs	66	65	43
Riz blanc à grain long	23	60	14
Biscuit sablé	68	55	37
Biscuit sec «petit-beurre»	75	55	41
Pâtes blanches cuisson normale	23	55	13
Farine t150 (pain complet)	47	50	24
Farine de blé noir (sarrasin)	65	50	33
Crêpe au sarrasin	25	50	13
Patate douce	20	50	10
Kiwi	12	50	6
Riz basmati	23	50	12
Riz brun complet	23	50	12
Sorbet	30	50	15

Aliments à indice glycémique faible

Nom	Glucides	Ig	Cg
Pâtes complètes (t150)	19	45	9
Pain au son	40	45	18
Boulgour entier cuit	25	45	11
Spaghettis al dente	25	45	11
Pain noir allemand	45	40	18
Petits pois frais	10	40	4
Raisin	16	40	6
Jus d'orange pressé	10	40	4
Jus de pomme naturel	17	40	7

Nom	Glucides	Ig	Cg
Pâtes intégrales (t200)	17	40	7
Haricots rouges	11	40	4
Farine t200 (pain intégral)	45	40	18
Crème glacée	25	35	9
Vermicelles chinois (haricots mungo)	15	35	5
Maïs indien ancestral	21	35	7
Quinoa cuit	18	35	6
Pois secs cuits	18	35	6
Carottes crues	7	35	2
Yogourt entier	5	35	2
Yogourt maigre	5	35	2
Orange	9	35	3
Poire, figue	12	35	4
Abricots secs	63	35	22
Lait demi-écrémé	5	30	2
Pêche	9	30	3
Pomme	12	30	4
Haricots blancs	17	30	5
Haricots verts	3	30	1
Lentilles brunes	17	30	5
Pois chiches cuits	22	30	7
Marmelade de fruits sans sucre	37	30	11
Chocolat noir à 70% de cacao	32	22	7
Lentilles vertes	17	22	4
Pois cassés	22	22	5
Cerises	17	22	4
Prune, pamplemousse	10	22	2
Fructose	100	20	20
Soja cuit	15	20	3
Cacahuètes	9	20	2
Abricots frais	10	20	2
Noix	5	15	1
Oignons	5	10	1
Ail	28	10	3
Légumes verts, laitue, chou, tomate, champignons...	5	10	1

À titre comparatif, voici un autre tableau montrant l'indice glycémique de différents aliments. Comme on peut le constater, on trouve des différences entre les indices glycémiques d'un même aliment.

Légumes et légumineuses	IG	Légumes et légumineuses	IG
Aubergine	-15	Carotte	39
Concombre	-15	Pois chiches en boîte	42
Céleri	-15	Soupe de lentilles en boîte	44
Chou-fleur	-15	Haricots pintos en boîte	45
Brocoli	-15	Haricots en boîte	48
Asperge	-15	Pois verts	48
Artichaut	-15	Haricots rouges en boîte	52
Salades et laitues	-15	Patate douce	54
Haricots verts	-15	Maïs sucré	55
Tomate	-15	Betterave	64
Zucchini	-15	Soupe aux haricots noirs en boîte	64
Épinards	-15	Soupe aux pois	66
Poivron	-15	Pomme de terre frite	76
Pois secs	22	Pomme de terre (vapeur ou au four)	80
Haricots de Lima	32	Purée de pomme de terre	90
Soupe tomate	38	Purée de pomme de terre instantanée	95

Fruits	IG	Fruits	IG
Cerises	22	Jus de pamplemousse	48
Prune	24	Kiwi	52
Pêche	28	Jus d'orange naturel	52
Pêches en boîte dans leur jus	30	Banane	53
Abricots séchés	31	Jus d'orange fait de concentré	57
Pomme	36	Pêches en boîte avec sirop	58
Poire	36	Abricots en boîte avec sirop	64
Jus de pomme	41	Ananas	66
Raisin	43	Melon d'eau	72
Orange	43	Dattes	103
Jus d'ananas	46		

Sucres et divers	IG	Sucres et divers	IG
Fructose	20	Sucre de table (saccharose)	65
Chocolat noir à 70% de cacao	22	Miel	73

Céréales et graines	IG	Céréales et graines	IG
Arachides	-15	Riz blanc	56
Pain aux bananes	47	Gaufrette de riz	82
Riz à grain long	47	Riz instantané	95
Riz complet	55		

L'indice glycémique du riz et les patients atteints de diabète de type 2

Les produits céréaliers raffinés, dont le riz blanc, peuvent faire augmenter la glycémie (sucre dans le sang). Toutefois, certaines parties du **son de riz** pourraient avoir un effet bénéfique chez les diabétiques. Une étude rapportée par www.passeportsante.net a montré que la portion soluble du son de riz était particulièrement efficace pour atténuer l'augmentation du glucose sanguin, amenant même le quart des 150 diabétiques suivis à diminuer leur dose quotidienne d'insuline ou d'hypoglycémiants oraux pendant l'étude. Il est à noter que le riz brun contient une partie non négligeable de son de riz.

L'indice PRAL des aliments

Compte tenu de l'importance qu'attribue le régime hypotoxique au maintien d'un pH se situant autour de la neutralité pour les liquides du corps (urine, salive, liquide baignant les cellules), la connaissance de l'indice PRAL des aliments présente un intérêt non négligeable.

L'indice PRAL (*Potential renal acid load*) est une manière d'indiquer la charge acide rénale potentielle d'un aliment, à savoir son effet acidifiant ou alcalinisant sur l'organisme. C'est dans l'urine que l'on obtient la mesure de cette charge, dont l'unité est le milliéquivalent (mEq). Tous les chiffres au-dessus de 0 révèlent un excès d'acidité. Un indice PRAL peu acidifiant se situe entre 0,1 et 4,4; modérément acidifiant entre 4,2 et 8,7; et fortement acidifiant à 8,8 et plus.

Les produits céréaliers présentent une charge moyenne d'environ 10 mEq/100 g, alors que les aliments riches en protéines, comme la viande et certains fromages, sont plus acides et peuvent atteindre 25 mEq/100 g. **Les deux seuls groupes d'aliments alcalinisants sont les fruits et les légumes qui se situent autour de - 3 mEq/100 g en moyenne.** Ce sont les minéraux contenus dans les aliments qui déterminent cette caractéristique: les légumes, par exemple, combinent une forte teneur en calcium, magnésium, sodium et potassium (minéraux alcalins) avec une faible teneur en chlore, soufre et phosphore (minéraux acides). On doit viser l'équilibre acide/alcalin. Il est reconnu que la diète occidentale moderne contient trop d'aliments acides et trop peu d'aliments alcalins. Cela est particulièrement vrai pour les aliments préparés industriellement. Idéalement, on ne devrait pas dépasser 70 g de viande par repas et réduire sa consommation de produits céréaliers au profit des légumes et des fruits.

Les indices PRAL moyens des principaux groupes alimentaires de consommation courante (incluant quelques indices PRAL unitaires de cas d'exception)

Aliments	indice PRAL	Aliments	indice PRAL
Huiles végétales, margarines	0	Riz sauvage	2
Poissons et fruits de mer	7 et 11	Riz brun à grain long cuit	2,18
Thon en boîte	20	Farine de seigle	2,86
Saumon en boîte	36	Millet cuit	2,93
Poulet, bœuf, agneau, porc	8 et 10	Pain de seigle	3,31
Abats (cœur, cervelle, rognons, etc.)	18 et 21	Riz blanc glutineux sec	3,61
Œufs	7 et 9	Riz brun à grain moyen sec	3,67
Fruits	-12 à -2	Farine de riz blanc	3,91
Bananes plantains	-9	Spaghetti au blé complet	4,01
Cerises	3,6	Pain de seigle foncé	4,19
Noix	4 et 8	Pain baguette	4,16
Noix de macadam	-1,38	Farine de maïs	4,34
Graines de courge rôties	28	Riz blanc à grain moyen sec	4,40
Légumes	-8 à -0,4	Riz blanc à grain court sec	4,47
Épinards frais	-14	Sarrasin grillé (kasha)	4,86
Épices déshydratées	-92 à -35	Miso (soja fermenté)	5,21
Graines de fenouil, céleri, cumin, aneth	-35 à -31	Farine de blé à pain	6,51

Aliments	indice PRAL	Aliments	indice PRAL
Épices fraîches	-17 à -15	Riz blanc à grain court cuit	1,61
Raisins secs, figues, dattes	-14 à -11	Farine de blé complet	6,98
Légumineuses	-3 à 3,5	Galette de riz	7,70
Céréales	1,8 à 8,2	Farine de riz brun	6,89
Sarrasin	3,43	Farine de riz blanc	3,91
Farine de sarrasin	-0,52	Mélasse	-38,55
Tapioca	-0,16	Cacao en poudre (Van Houten)	-30,70
Riz blanc glutineux cuit	0,92	Miel	-0,93
Nouilles de riz cuites	0,97	Fructose	0
Riz brun à grain moyen cuit	1,05	Saccharose	0
Riz blanc à grain moyen cuit	1,55	Sirop d'agave	0

Les valeurs moyennes des indices PRAL des différents groupes d'aliments ainsi que quelques exceptions présentées dans le tableau précédent ont été tirées de la publication de Thomas Remer parue en 1995 ainsi que du site Internet suivant: www.alimentationgroupea. blogspot.com/2009/10/aliments-classes-selon-lindice-pral.html

Dans le tableau ci-dessus, deux valeurs PRAL très différentes ont été attribuées au riz brun, soit 2,18 par le site Internet 2009, et 12,5 par l'article de Remer publié en 1995.

Compte tenu que plusieurs valeurs concernant le riz brun sont situées dans le même spectre moyen peu acidifiant, alors qu'une seule valeur très acidifiante et excessivement élevée par rapport aux autres féculents a été attribuée au riz brun par Remer, la valeur provenant du site Internet me semble la plus fiable. Même si l'impact de l'équilibre acide-base a une influence marquée sur la santé, particulièrement sur les os et les reins, et que son importance est de plus en plus reconnue, il est regrettable que peu d'études aient été effectuées sur le sujet, particulièrement chez les individus en santé.

Chapitre 5

Liste « garde-manger »

Cette liste n'est ni exhaustive ni restrictive. Il s'agit d'une liste d'aliments/ingrédients de base permettant de remplacer avant toute chose les céréales non conformes au régime hypotoxique ainsi que les produits laitiers d'origine animale.

Par exemple, les farines et ingrédients de base indispensables à la fabrication des pains, pâtisseries et autres féculents conformes au régime hypotoxique sont: la farine de riz brun ou blanc, la farine de sarrasin, la fécule de tapioca, la gomme de xanthane ou de guar, la levure chimique (poudre à pâte), la levure rapide Fleischmann's.

Par la suite, selon vos préférences, les diverses farines et/ou ingrédients décrits précédemment au chapitre 1 pourront compléter votre garde-manger, mais ils ne sont pas indispensables.

Les aliments susceptibles de remplacer les pâtes et le couscous

Pâtes fabriquées à partir de farine de riz brun ou blanc; pâtes fabriquées à partir à la fois de farine de quinoa et de farine de riz; les différentes sortes de vermicelles de riz asiatiques. Certaines marques offertes en brique me semblent meilleures au goût que les autres sous formes de filaments.

Couscous (semoule de blé) remplacé par du couscous de riz brun bio de la marque Lundberg ou par des grains de quinoa blanc ou de préférence des grains de quinoa de deux ou trois couleurs (blanc et rouge ou blanc, rouge et noir) de marque GoGo Quinoa.

Les céréales prêtes à manger

Riz croquant (à base de grains entiers de riz brun) de marque Nature's Path; Kaola Crisp (à base de riz brun biologique) de marque Envirokids; lin croustillant de marque Enjoy Life; céréales soufflées au quinoa

(Quinoa Puffs) de marque GoGo Quinoa; millet soufflé de marque Nature's Path.

Les céréales à cuire (quelques minutes seulement)
Crème de riz brun bio de Moulin Abénakis; gruau de sarrasin (Milanaise), flocons de quinoa (GoGo Quinoa), flocons de riz complet (Priméal).

Biscottes, craquelins
Les tartines craquantes au quinoa, sarrasin ou châtaigne de marque «Le pain des fleurs» sont tout simplement irrésistibles; les craquelins de riz (choisir ceux contenant de l'huile de carthame [huile de canola] plutôt que de l'huile de palme).

Substituts de laits animaux
Lait de riz, lait d'amande, lait de soja (ce dernier avec une certaine réserve). N. B.: Il est important de bien lire les ingrédients.

Substituts de crème
Les substituts de crème à base de lait d'amande (Mimic Creme), de crème de riz (Isola BIO) ou de lait de soja.

Les sucres tolérés par le régime hypotoxique
Le sucre blanc est à proscrire car il s'agit de cristaux de saccharose obtenus à partir du jus de canne ou de betterave raffiné, de telle sorte qu'il est dépourvu de ses vitamines, minéraux et oligoéléments. Pour assimiler ce sucre, l'organisme doit puiser dans ses réserves minérales. Conséquemment, sa consommation entraîne une acidification de l'organisme. De plus, parce qu'il est dépourvu de fibres, il entraîne une augmentation rapide de la glycémie (du taux de sucre dans le sang), son indice glycémique est de 100. La cassonade ou sucre roux est du sucre blanc coloré. Le sucre turbinado n'est pas un sucre intégral.

Les produits transformés contiennent souvent en plus du saccharose, du fructose, du maltose, du glucose et du sirop de maïs. Le sirop de maïs serait encore plus nocif que les autres sucres. Tous ces produits en –ose sont des sucres raffinés à éviter. Même le fructose qui est issu des fruits perd toute sa valeur nutritive lorsqu'il est raffiné et il est à éviter sous cette forme. Le fructose dans un fruit est positif pour l'organisme car il agit en synergie avec les autres éléments du fruit.

Pour les desserts maison, le sucre blanc devrait être remplacé par du miel, du sirop d'érable, du stévia, du sucre intégral, de la confiture sans sucre ajouté, des bananes mûres, des fruits de saison, des dattes fraîches, des fruits séchés (figues, raisins secs, abricots, poires) des compotes de fruits ou du jus de raisin. Les sucre bruts appelés turbinado ou démerara, ont gardé quelques nutriments du sucre de canne mais très peu comparativement au sucre intégral sucanat.

Le stévia purifié aurait un pouvoir sucrant 300 fois supérieur à celui du sucre blanc (saccharose). Il est bien adapté aux diabétiques, car il n'entraîne pas une élévation de la glycémie. Sa forme liquide a meilleur goût que sa forme en poudre. Les résultats d'études de toxicologie récentes ainsi que ceux d'études cliniques chez les animaux et les humains démontrent la sûreté du stévia lorsque purifié (≥ 95%). Le stévia non suffisamment purifié pourrait présenter des effets indésirables. Le comité d'experts du FAO/WHO sur les substances additives a établi que la dose quotidienne maximale acceptable pour le stévia purifié est de 4 mg/kg de poids corporel.

LE SUCRE INTÉGRAL appelé sucanat, rapadura ou même panella, selon les pays ou les régions dont il provient, est tiré du jus de canne à sucre pur, non chauffé et non raffiné. Le jus est simplement filtré et concassé. Il contient en moyenne 1700 mg (400-3100 mg) de minéraux par 100 g. Les minéraux contenus dans ce sucre sont: potassium, magnésium, calcium, phosphore, fer et vitamines du complexe B qui empêchent une déminéralisation de l'organisme, contrairement au sucre raffiné. La présence de ces minéraux n'est pas suffisante pour justifier la consommation de ce sucre comme aliment santé. Ce sucre est simplement moins nocif et il faut le consommer avec modération.

La mélasse de fantaisie que l'on a dans notre garde-manger contient un peu de minéraux et beaucoup de sucre. La mélasse verte est beaucoup plus concentrée en minéraux. Sa saveur et sa couleur sont beaucoup plus prononcées que celles de la mélasse de fantaisie, et sa valeur nutritive est plus intéressante: 15 ml (1 c. à soupe) de mélasse verte contiennent 180 mg de calcium (16% de la valeur quotidienne recommandée) et 3,6 mg de fer (26% de la valeur quotidienne recommandée). Par comparaison, 15 ml (1 c. à soupe) de mélasse de fantaisie contiennent 170 mg de potassium, 44 mg de calcium et 1 mg de fer, un peu de magnésium et de cuivre. À consommer avec modération.

Sauce de soja

De façon générale, les sauces de soja vendues en Amérique ne sont pas des produits fermentés et elles contiennent des quantités importantes de sel raffiné. Il existe par contre un produit de marque BRAGG appelé «assaisonnement au soja liquide» qui ne contient que 160 mg de sodium, ce qui correspond pour une quantité de 2,5 ml à seulement 6% de la dose quotidienne maximale permise en sodium.

Les huiles d'olive

Les huiles d'olive occupent une place de choix dans le régime hypotoxique. Lorsqu'elles sont de qualité, elles peuvent remplacer avantageusement les autres corps gras comme la margarine sur nos rôties. L'huile d'olive est une bonne huile pour la cuisson. En fait, les différentes huiles d'olive vierge ou extra vierge comportent différents niveaux de qualité. Pour l'huile que nous consommons crue directement sur nos aliments, il est bon de sélectionner une huile plus spéciale qui nous plaise vraiment au goût. Pour cuisiner, les huiles d'olive vierge de bonne qualité en contenant de métal conviennent.

Critères de choix à appliquer pour une huile d'olive de qualité

Lire l'étiquette attentivement. Dans un supermarché ordinaire, il semble que la majorité des huiles soient de provenance et de qualité douteuses. Pour sélectionner une huile de qualité, vous devriez retrouver sur l'étiquette:

a) Le pays et la région de provenance (par ex.: Italie, Grèce, Espagne, Catalogne, etc.).

b) La date de péremption qui ne devrait pas dépasser 24 mois après la date de mise en bouteille. Parfois les deux dates apparaissent. Si vous ne trouvez aucune de ces dates, choisissez un autre produit. Cette année, les huiles embouteillées à l'automne 2011 devraient normalement indiquer «à consommer de préférence avant l'automne 2013». Si vous trouvez une bouteille sur laquelle est inscrit «bon jusqu'à décembre 2015», posez-vous de sérieuses questions!

c) Acheter l'huile la plus jeune possible et, à l'instar d'un bon vin, ne la gardez pas trop longtemps au fond du placard. Protégez-la de la chaleur — éloignez-la des fours et des micro-ondes — et de la lumière. Parce que l'huile d'olive est sensible à la lumière, choisir une bouteille en verre foncé ou un contenant de métal. Évitez les contenants en plastique. Enfin, fermez toujours le bouchon hermétiquement car l'oxygène est son principal agent d'altération.

L'huile d'olive vierge est obtenue uniquement grâce à des procédés mécaniques (pas de traitement chimique ou de chauffage). La mention huile d'olive extra vierge indique qu'elle a en plus un taux d'acidité très bas. C'est la meilleure des huiles. Sachez enfin que la mention «de première pression à froid» ne veut rien dire, car la quasi-totalité des huiles de consommation est obtenue de cette manière!

La mention huile d'olive bio est un gage de qualité supplémentaire. Elle garantit que les olives ont été cultivées sans pesticide, dans le respect de la terre et de l'environnement.

d) Les meilleurs endroits dans la grande région de Montréal pour acheter une huile d'olive de qualité:

Olives, 3127, rue Masson, 514 526-8989;

d'autres succursales de cette institution se trouvent au marché Jean-Talon, sur la rue Ontario, à Saint-Lambert et à Laval;

Zoti, 83, rue Saint-Zotique Est, 514 904-1082;

Fouvrac, 1451, avenue Laurier Est, 514 522-9993;

Aux douceurs du marché, 138, avenue Atwater, 514 939-3902.

Certaines de ces maisons offrent des dégustations, ce qui permet de choisir une huile d'olive qui plaise vraiment aux goûts propres de chacun.

Le vin

La consommation de vin, particulièrement celle de vin rouge, est conforme au régime hypotoxique lorsque pris modérément. Il est cependant préférable de consommer du vin biologique, car selon le Dr David Servan-Schreiber, le vin contiendrait mille fois la dose de pesticide tolérée dans l'eau potable. Les quelques vins biologiques que j'ai testés jusqu'à maintenant étaient vraiment très bons et d'un prix très moyen.

Recettes

N. B. : Le sel dans les recettes correspond
à du sel brut non raffiné

Chapitre 6

Recettes

Menus de petits déjeuners

Les petits déjeuners ont beaucoup d'importance dans la vie de la majorité des individus. Le régime hypotoxique exige l'abandon des produits laitiers d'origine animale ainsi que des céréales de blé (ou apparentées) que nous consommons traditionnellement depuis notre enfance. Il constitue un défi pour la majorité d'entre nous. C'est pourquoi plusieurs personnes m'ont demandé quelle était la composition exacte de mes petits déjeuners. Pour répondre à cette demande, mes collaboratrices et moi présentons en première partie de ce chapitre les menus de nos petits déjeuners.

Afin de favoriser le suivi du régime hypotoxique, il m'apparaissait important, voire indispensable, de développer quelques recettes de pain savoureuses, nourrissantes et faciles d'exécution. Ce ne fut pas une mince tâche. Après plusieurs échecs, suivis de périodes de découragement, l'objectif a, je crois, été atteint. Vous trouverez ici des recettes de pain à faire au robot boulanger qui ne demandent que sept minutes de votre temps et d'autres qui peuvent être réalisées dans un four traditionnel.

Quant aux produits laitiers, des laits végétaux peuvent servir de substituts au lait de vache dans les recettes. Par contre, seule une minorité de personnes apprécie ces laits comme boisson. On peut également trouver des crèmes végétales commerciales. Nous proposons aussi des recettes de yogourt et de crèmes végétales pouvant servir à la confection de desserts et de substitut de crème dans vos recettes.

Bonne lecture!

**Les menus des petits déjeuners de
Louise, Diane, Gabrielle et Jacqueline**

Les menus de Louise

1 Assiette de fruits de saison
   Omelette aux champignons
   Salsa de tomates/basilic
   Café, thé, lait végétal

2 ½ pamplemousse
   Pain doré, sirop d'érable
   Café, thé, lait végétal

3 Muffins aux dattes (p. 147)
   Yogourt végétal aux fruits frais
   Café, thé, lait végétal

4 Œufs pochés sur pain rôti et jambon cru (prosciutto)
   Tranches de tomate
   Café, thé ou lait végétal

5 Céréale chaude de quinoa aux fruits (recette p. 155)
   Café, thé, lait végétal

6 Petit déjeuner minute:
   Smoothie aux fruits de saison
   Carrés aux noix et fruits secs
   (recette p. 59)

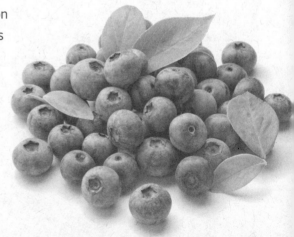

Les menus de Diane*

1   Pain aux raisins en pain doré et beurre d'amande (recettes p. 143 et 153)
    Café avec lait d'amande nature ou au chocolat

2   Pain de riz et cretons au poulet ou au porc et veau, et tomates
    (recettes p. 63 et 61)
    Café avec lait d'amande nature ou au chocolat

3   Omelettes aux légumes
    Café avec lait d'amande nature ou au chocolat

Les menus de Gabrielle

1   Fruits avec Pudding de chia (recette p. 201)
    Smoothie vert déjeuner (recette p. 201)
    Croustilles de kale (recette p. 205)
    Lait de noix

2   Craquelins aux amandes et carottes (recettes p. 205)
    et fromage de macadam (recettes p. 202)
    Lait de noix

3   Soupe chaude (recette p. 203)
    Lait de noix

4   Pâtes végétales et sauce tomate crue chaude (recette p. 204)

5   Pâté de noix au cari (recette p. 202) sur craquelins aux amandes
    et carottes (recette p. 205)

6   Yogourt de cajou (recette p. 202)

* Diane ne tolère aucun aliment sucré le matin, même pas un fruit.

Les menus de Jacqueline

1   1 fruit*

Deux rôties de pain de riz avec un peu d'huile d'olive
(recette p. 138 où les œufs sont remplacés par de la compote de pommes, recette p. 139)

Ratatouille sur les rôties (recette p. 118).

Eau de source ou eau minérale Badoit

2   1 fruit

Deux rôties de pain de riz avec un peu d'huile d'olive

Houmous sur les rôties
(recette p. 55 ou purée d'avocat [recette p. 54])

Eau de source ou eau minérale Badoit

3   1 fruit

Crêpe au riz brun (sans œuf)
et 1 cuillère à soupe de sirop d'érable (recette p. 150)

Eau de source ou eau minérale Badoit

4   1 fruit

Deux rôties de pain de riz, huile d'olive et cretons de veau**
(recette p. 61)

Eau de source ou eau minérale Badoit

5   Crème de riz brun et 1 cuillère à soupe de sirop d'érable
avec une banane écrasée

Eau de source ou eau minérale Badoit

*Les fruits que je privilégie: pomme, raisin rouge, banane, kiwi et, selon la saison: fraises, bleuets, framboises, pêche, mandarine, melon d'eau, melon miel.

**Je mets souvent de la verdure sur mes tartinades: pousses de luzerne ou autres, feuilles de jeunes épinards, etc. Je consomme également parfois des tartinades Fontaine santé que l'on trouve dans toutes les épiceries.

Les encas et collations

Les encas et collations présentés ici contiennent une vaste gamme d'aliments santé tels que glucides de qualité, protéines, bons lipides, vitamines et sels minéraux contenus en quantité importante dans les mélanges de légumes, fruits, noix, céréales de grains entiers, légumineuses et chocolat noir. Ces encas et collations constituent des sources d'énergie qui devraient satisfaire le petit creux que l'on ressent souvent entre les repas. Une attention spéciale a été apportée à limiter la consommation de sucre ajouté.

Les bâtonnets de légumes font d'excellentes collations. C'est pourquoi on trouve ici plusieurs recettes de tartinades et/ou de trempettes. Les fruits frais sont également de bonnes collations. Certaines personnes considèrent cependant que manger un fruit ne calme pas leur appétit, affirmant même avoir davantage faim après avoir consommé ce type de collation.

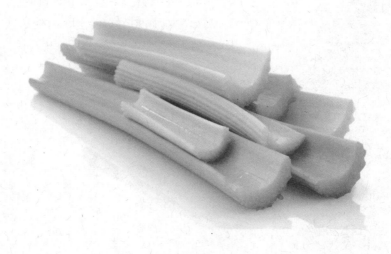

Croustilles de légumes

INGRÉDIENTS

1 betterave

1 panais

1 céleri-rave

1 courge

Huile d'olive

Sel de l'Himalaya ou de mer gris brut

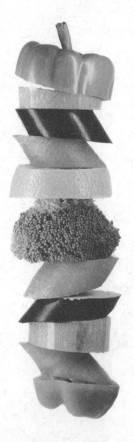

PRÉPARATION

À l'aide d'une mandoline, couper les légumes en tranches bien minces.

Répartir les tranches sur une plaque de cuisson recouverte de papier parchemin huilé.

Badigeonner les tranches de légumes avec de l'huile d'olive et les saupoudrer de sel.

Faire cuire dans un four à convection à 200 °F (100 °C) ou dans un four traditionnel à 230 °F (110 °C) pendant 2 à 3 heures selon l'épaisseur des tranches.

Les croustilles doivent rester croustillantes en refroidissant, sinon les remettre au four.

Galette de sarrasin aux dattes

INGRÉDIENTS

4 à 8 dattes selon leur taille (95 g)

1⅛ tasse (130 g) de farine de sarrasin

1 pincée de sel

Environ 60 à 75 ml d'eau pour obtenir
une pâte molle mais non collante

PRÉPARATION

Dénoyauter et hacher les dattes.

Ajouter la farine de sarrasin, le sel
et un peu d'eau. Bien mélanger à la
cuillère et laisser reposer une heure.

Verser la pâte dans un moule à tarte
graissé et cuire au four à 350 °F
(180 °C) pendant 25 minutes.

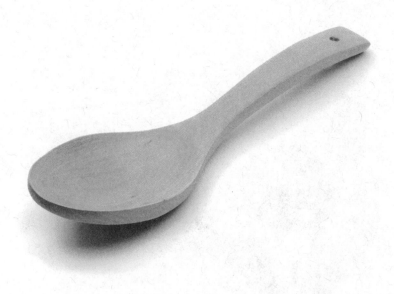

Collation santé à l'avocat

Pour 2 personnes

INGRÉDIENTS

1 avocat bien mûr (moelleux au toucher)

3 c. à soupe (45 ml) de beurre de noix au choix (amande, macadam, noix de cajou, arachide)

¼ tasse (65 ml) de lait d'amande

2 c. à soupe (30 ml) de poudre de cacao (biologique si possible)

½ c. à thé (3 ml) de vanille

2 c. à soupe (30 ml) de sucanat (ou moins, selon le goût)

1 oz (30 g) de son de riz

PRÉPARATION

Réduire en purée l'avocat et le beurre de noix au robot culinaire ou à la fourchette.

Ajouter les autres ingrédients et mélanger jusqu'à ce que ce soit homogène.

Conserver au réfrigérateur.

Consommer comme un pouding ou tartiner sur du pain.

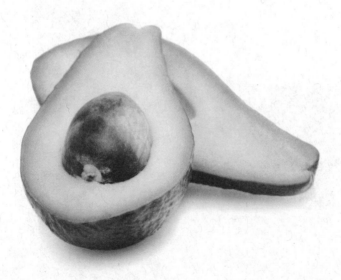

Houmous rapide

INGRÉDIENTS

2 tasses (500 ml) de pois chiches cuits ou en boîte

¼ tasse (65 ml) de jus de citron

½ tasse (125 ml) d'huile d'olive extra vierge

1 c. à thé (5 ml) de sel de l'Himalaya ou de mer gris brut

2 grosses gousses d'ail émincées

3 c. à soupe (45 ml) de menthe fraîche hachée

3 c. à soupe (45 ml) de persil frais haché

Tranches de pain conformes au régime hypotoxique

PRÉPARATION

Bien rincer et égoutter les pois chiches. Les mixer au robot.

En cours de mixage, verser le jus de citron. Mélanger jusqu'à obtention d'une préparation lisse et homogène.

Ajouter l'huile d'olive, le sel et continuer de mélanger.

Incorporer l'ail et les herbes à la préparation, à la fourchette.

Dresser dans un plat de service et parsemer de menthe hachée. Servir avec des tranches de pain.

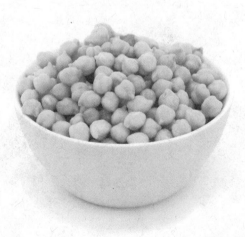

Purée à l'aubergine
(Babaganoush)

INGRÉDIENTS

1 aubergine

1 c. à soupe (15 ml) de jus de citron

1 c. à soupe (15 ml) de tahini (beurre de sésame)

2 à 4 gousses d'ail émincées (au goût)

Sel, poivre

1 à 2 c. à soupe (15 à 30 ml) d'huile d'olive

Persil frais haché

Olive pour décorer

PRÉPARATION

Préchauffer le four à 425 °F (215 °C). Piquer l'aubergine avec une fourchette et mettre au four sur une plaque 30 à 40 minutes jusqu'à ce qu'elle soit tendre.

Couper l'aubergine dans le sens de la longueur, retirer la chair avec une cuillère (ne pas utiliser la peau). Passer la chair au mélangeur ou au robot culinaire, jusqu'à l'obtention d'une purée. Ajouter le jus de citron, le tahini, l'ail, du sel et du poivre. Tout en pulsant, ajouter de l'huile d'olive afin que la préparation soit plus crémeuse.

Pour servir, disposer dans une terrine peu profonde, faire un creux au milieu avec le dos de la cuillère et verser un peu d'huile d'olive. Parsemer de persil et décorer d'une olive.

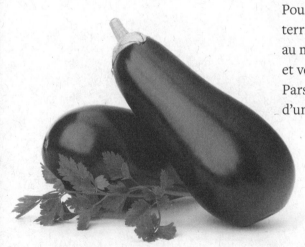

Trempette de pois chiches à la marocaine

INGRÉDIENTS

1 c. à thé (5 ml) d'huile végétale

1 petit oignon haché

2 gousses d'ail hachées finement

1 c. à thé (5 ml) de cumin moulu

½ c. à thé (3 ml) de coriandre moulue

¼ c. à thé (1 ml) de cannelle moulue

⅛ c. à thé (0,5 ml) de piment de Cayenne

2 c. à soupe (30 ml) de pâte de tomate

1 boîte de 19 oz (540 ml) de pois chiches, rincés et égouttés

½ tasse (125 ml) de yogourt au soja

1½ c. à thé (8 ml) de jus de citron

PRÉPARATION

Verser dans le robot culinaire tous les ingrédients et pulser jusqu'à l'obtention d'une pâte homogène.

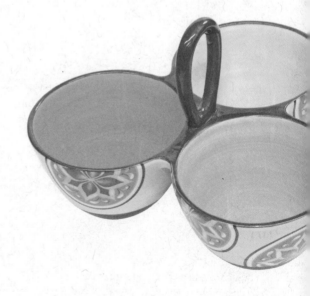

Trempette aux poivrons rouges

INGRÉDIENTS

2 ou 3 poivrons rouges rôtis

½ tasse (125 ml) d'amandes mondées*
    ou de pignons de pin

2 gousses d'ail

5 feuilles de basilic

7 gouttes de tabasco

1 c. à thé (5 ml) de vin rouge

3 à 4 c. à thé (15 à 20 ml) d'huile d'olive

PRÉPARATION

Mettre tous les ingrédients dans le mélangeur, à l'exception de l'huile d'olive, pulser et ajouter l'huile lentement.

*Monder signifie dans ce cas enlever
la pelure brune de l'amande après l'avoir
fait tremper dans de l'eau.

Carrés aux noix et fruits secs

Pour 4 personnes

INGRÉDIENTS

- ¾ tasse (190 ml) de lait de coco, plus si nécessaire
- ½ c. à thé (3 ml) d'extrait de vanille
- 3,5 oz (100 g) de chocolat noir (70 à 90% de cacao) cassé en morceaux
- 4 c. à soupe (60 ml) de votre beurre de noix préféré
- 2 c. à soupe (30 ml) de sucanat
- ¾ tasse (190 ml) de canneberges séchées ou de raisins secs
- ½ tasse (125 ml) de noix hachées de votre choix (facultatif)
- 3 c. à soupe (45 ml) de son de riz
- 3 c. à soupe (45 ml) de graines de chia, de chanvre ou de lin

PRÉPARATION

Verser le lait de coco et l'extrait de vanille dans une petite casserole et faire chauffer à feu très doux.

Ajouter les morceaux de chocolat, le beurre de noix, le sucanat et remuer continuellement jusqu'à ce que le mélange soit fondu et lisse.

Ajouter le reste des ingrédients et remuer jusqu'à l'obtention d'un mélange lisse.

Si le mélange devient trop épais, ajouter une petite quantité de lait de coco et bien brasser.

Verser dans un plat huilé et placer au réfrigérateur jusqu'à ce que le mélange se solidifie (3 à 4 heures).

Couper en carrés et placer dans un récipient fermé pour garder les carrés souples.

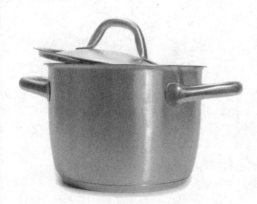

Cretons de Diane

INGRÉDIENTS

3 oignons moyens hachés

5 grosses gousses d'ail hachées

3 c. à soupe (45 ml) d'huile d'olive

1 lb (454 g) de porc haché

1 lb (454 g) de veau haché

1 tasse (250 ml) de chapelure de galette de riz brun (moulue au robot)

2 c. à thé (10 ml) de coriandre moulue

1 c. à thé (5 ml) de piment de la Jamaïque, ou au goût (facultatif)

1 c. à soupe (15 ml) de sel

Poivre au goût

2 tasses (500 ml) de bouillon de poulet ou de veau

1 tasse (250 ml) de lait de riz

1 tasse (250 ml) d'eau

PRÉPARATION

Faire revenir les oignons et l'ail dans l'huile d'olive. Ajouter les viandes, la chapelure, les épices, le sel et du poivre. Brasser et cuire à feu doux.

Quand la viande aura changé de couleur, ajouter les liquides. Faire mijoter à feu très doux pendant au moins 3 heures. Le liquide aura presque entièrement disparu.

Hors du feu, passer 1 minute au mélangeur et pour des cretons plus crémeux, laisser plus longtemps.

Diane Duchesne

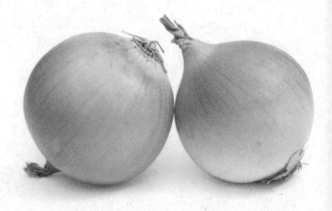

Cretons de veau

INGRÉDIENTS

1 c. à soupe (15 ml) d'huile d'olive

2 oignons hachés

1 lb (454 g) de porc haché maigre

1 lb (454 g) de veau haché maigre

2 c. à thé (10 ml) d'un mélange d'épices
à l'ancienne*

Sel et poivre au goût

2 c. à thé (10 ml) d'ail haché

1½ tasse (375 ml) de lait d'amande

1 tasse (250 ml) de bouillon de légumes
ou de poulet

1 sachet de gélatine sans saveur

PRÉPARATION

Dans une casserole, chauffer l'huile et cuire les oignons sans les faire dorer.

Sur un feu doux, ajouter la viande hachée. Remuer jusqu'à ce que la viande se défasse en grains.

Incorporer les épices, l'assaisonnement et l'ail. Remuer et verser le lait d'amande ainsi que le bouillon de légumes.

Couvrir et cuire à feu doux pendant une heure en remuant de temps à autre. Saupoudrer la viande de gélatine et remuer.

Répartir la préparation dans des contenants hermétiques. Laisser refroidir complètement avant de réfrigérer.

*Mélange: ciboulette, ail, oignon, graines de moutarde, persil
(Les Épices de Marie Michèle)

Cretons végétariens

INGRÉDIENTS

1½ tasse (375 ml) de lentilles vertes

2 c. à soupe (30 ml) d'huile d'olive

2 oignons hachés

2 œufs durs

3 c. à soupe (45 ml) de mayonnaise

2 c. à thé (10 ml) de jus de citron

2 c. à soupe (30 ml) de persil haché

2 c. à thé (10 ml) d'un mélange d'épices à l'ancienne*

½ tasse (125 ml) de noix de Grenoble hachées

Sel et poivre au goût

PRÉPARATION

Faire cuire les lentilles dans de l'eau bouillante salée pendant trois à cinq minutes. Les refroidir aussitôt dans de l'eau glacée. Égoutter dans une passoire et éponger à l'aide de papier absorbant.

Dans une poêle, chauffer l'huile et faire dorer les oignons.

Hacher grossièrement les œufs durs et les mettre dans le robot culinaire ou le mélangeur. Ajouter la mayonnaise, le jus de citron et le persil. Donner quelques impulsions. Ajouter le reste des ingrédients, saler et poivrer, puis mélanger jusqu'à l'obtention de la consistance désirée.

Répartir la préparation dans de petits contenants hermétiques. Ces cretons végétariens se gardent jusqu'à deux semaines au réfrigérateur.

*Mélange: ciboulette, ail, oignon, graines de moutarde, persil
(Les Épices de Marie Michèle)

Tartinade au poulet

INGRÉDIENTS

Une carcasse de poulet (avec beaucoup de chair) coupée en gros morceaux

Ailes, cou et 2 cuisses de poulet

2 oignons moyens non épluchés et coupés en deux

6 gousses d'ail écrasées mais non épluchées

3 c. à soupe (45 ml) d'huile d'olive

3 carottes coupées en gros morceaux

3 branches de céleri coupées en 3 morceaux

Plusieurs brins de thym frais et de sarriette fraîche

1 c. à soupe (15 ml) de sel

Poivre au goût

Eau (pour couvrir)

PRÉPARATION

Faire revenir les oignons et l'ail dans l'huile d'olive (une minute) et ajouter tous les ingrédients. Mélanger et faire cuire quelques minutes en brassant.

Couvrir d'eau et cuire à feu doux jusqu'à cuisson du poulet (environ 2 heures), en ajoutant de l'eau si nécessaire.

Passer au tamis en conservant le bouillon. Laisser refroidir la viande pour ensuite enlever la chair des os. Mettre la chair dans le robot. Pulvériser en ajoutant un peu de bouillon jusqu'à consistance de tartinade.

Diane Duchesne

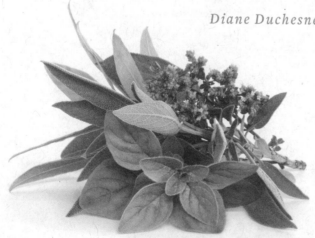

Les entrées

Les entrées sont tellement appréciées que plusieurs restaurateurs présentent maintenant leurs menus uniquement sous forme d'entrées qualifiées de «tapas». Les entrées prennent une importance particulière parce qu'elles donnent le ton au reste du repas. Personnellement, je raffole de ces petits plats et je mets beaucoup de soin à les réaliser. Les recettes présentées ici sont vraiment faciles à réussir et plaisent énormément à mes invités.

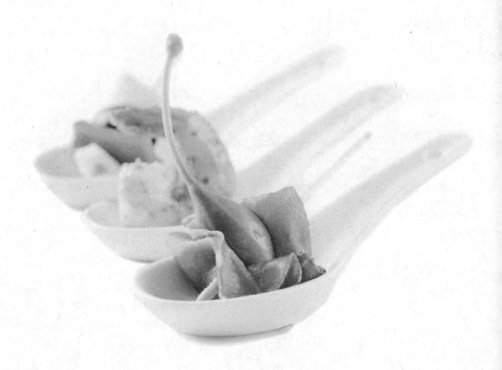

Prosciutto et melon

Pour 4 personnes

- 1 cantaloup ou melon miel d'environ 1½ à 2 lbs (environ 1 kg)
- 8 tranches minces de prosciutto

PRÉPARATION

Peler le melon, le couper en deux dans le sens de la longueur, enlever les graines et le couper en 8 quartiers.

Entourer chaque quartier de melon d'une tranche de prosciutto.

Déposer 2 quartiers de melon sur l'assiette de chacun des convives.

Tartinade au saumon fumé

INGRÉDIENTS

- 1 à 1½ oz (30 à 45 g) d'échalotes française
- 1 c. à thé (5 ml) de câpres
- 6 oz (180 g) de saumon fumé surgelé en tranches minces
- ¼ à ⅓ tasse (65 à 85 ml) d'huile d'olive extra vierge
- 1 c. à soupe (15 ml) de jus de citron
- Poivre

PRÉPARATION

Mettre les échalotes dans le robot culinaire avec les câpres et broyer.

Couper le saumon fumé (à moitié dégelé) en morceaux et broyer dans le robot.

Verser l'huile, le jus de citron. Poivrer et pulser jusqu'à consistance lisse.

Tartiner sur des biscuits de riz ou des tartines Le pain des fleurs au sarrasin, au quinoa ou à la châtaigne.

Boulettes orientales

Donne environ 20 boulettes

INGRÉDIENTS

½ lb (225 g) de porc haché maigre

2 oignons verts (parties blanches et vertes) hachés finement

1 gousse d'ail hachée

2 c. à soupe (30 ml) de sauce hoisin

1 c. à thé (5 ml) de fécule de maïs ou de tapioca

1 c. à thé (5 ml) de vin de riz ou de sherry

½ c. à thé (3 ml) de sel

Graines de sésame (facultatif)

Sauce au chutney

¼ tasse (65 ml) de chutney à la mangue

1 c. à thé (5 ml) de sauce hoisin

PRÉPARATION

La sauce: dans un petit bol, bien mélanger le chutney et la sauce hoisin. Réserver.

Dans un autre bol, mélanger successivement tous les ingrédients servant à la préparation des boulettes, sauf les graines de sésame.

Façonner en boulettes de 1 po (2,5 cm) de diamètre. Enfiler chaque boulette sur un cure-dent rond en bois puis enrober de graines de sésame, si désiré. Disposer les boulettes dans un cuiseur-vapeur.

Cuire de 5 à 8 minutes ou jusqu'à ce que l'intérieur de la viande ait perdu sa teinte rosée.

Servir les amuse-gueule chauds, accompagnés de la sauce au chutney.

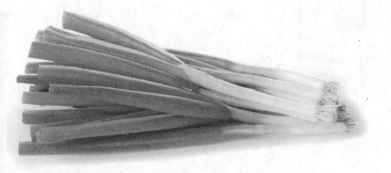

Moules au vermouth

Pour 4 personnes

INGRÉDIENTS

8½ lb (4 kg) de moules fraîches, brossées et nettoyées

2 c. à soupe (30 ml) d'oignon hachés

2 c. à soupe (30 ml) séparées de ciboulette hachée

3 c. à soupe (45 ml) de margarine

½ tasse (125 ml) de vin blanc sec

3 c. à soupe (45 ml) de vermouth sec

1 tasse (250 ml) de crème végétale

Sel et poivre

PRÉPARATION

Placer les moules dans une casserole. Ajouter l'oignon, 1 cuillère à soupe (15 ml) de ciboulette, la margarine, le vin et du poivre. Amener à ébullition.

Dès que les coquilles ouvrent, les retirer de la casserole et laisser le jus de cuisson dans la casserole. Réserver les moules.

Passer le jus de cuisson dans une passoire garnie d'étamine. Transvider dans une casserole. Incorporer le vermouth et la crème. Saler, poivrer. Faire cuire 3 à 4 minutes à feu moyen-doux.

Ajouter le reste de la ciboulette ; laisser mijoter 2 minutes à feu moyen-doux.

Servir les moules dans des demi-coquilles et arroser de sauce.

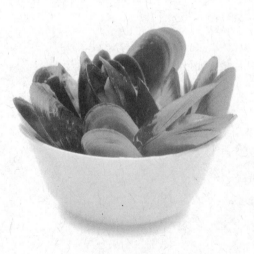

Rouleaux de printemps

Donne 6 à 8 portions

INGRÉDIENTS

Rouleaux

1 avocat mûr mais encore un peu ferme

1 c. à thé (5 ml) d'huile d'olive extra
vierge

1 gousse d'ail hachée très fin

½ c. à thé (3 ml) de gingembre frais
haché très fin

Feuilles de laitue Boston

Julienne de légumes : carottes et
concombre à peu près de la longueur
de la feuille de riz

7 oz/200 ml (½ boîte) de cœurs de
palmier, rincés et coupés en julienne

1 mangue coupée en julienne (facultatif)

Roquette

Coriandre (facultatif)

8 feuilles de menthe fraîche émincées

Une poignée de feuilles de jeunes
épinards

4 oignons verts en julienne

2,6 oz (75 g) de vermicelles de riz

1 grosse crevette grise cuite coupée
en deux dans le sens de la longueur
(facultatif), par portion

Feuilles de riz (les carrées sont plus
faciles à rouler que les rondes)

Sel et poivre

Sauce

⅓ tasse (85 ml) de jus d'orange frais
ou surgelé

2 c. à soupe (30 ml) de miel

4 c. à soupe (60 ml) de sauce soja
pauvre en sel (Bragg)

4 c. à thé (20 ml) d'huile de sésame grillé

PRÉPARATION

La sauce : chauffer à feu doux tous
les ingrédients pour s'assurer de
l'homogénéité de la sauce. Laisser
refroidir avant de servir.

Les rouleaux : réduire l'avocat en
purée, ajouter l'huile d'olive, l'ail, le
gingembre et poivrer légèrement.

Faire cuire les vermicelles dans de
l'eau (3 à 5 minutes) et les couper à
peu près de la même longueur que la
feuille de riz.

Placer un linge à vaisselle propre
mouillé mais bien essoré sur une
planche à découper.

Plonger une après l'autre 2 feuilles de
riz dans un bol d'eau tiède jusqu'à ce
qu'elles deviennent molles.

Prendre délicatement les 2 feuilles ensemble et les étendre l'une sur l'autre sur la serviette.

Étaler sur toute la moitié gauche de la feuille de riz double 1 ou 2 feuilles de laitue Boston.

Étaler un peu du mélange d'avocat sur la laitue.

Mettre dessus un peu de tous les ingrédients sauf les crevettes. Attention de ne pas trop en mettre pour pouvoir bien rouler le tout.

Saler et poivrer légèrement, puis rouler délicatement de façon à former un rouleau serré.

Juste avant le dernier demi-tour, placer les 2 demi-crevettes de façon à ce que les parties externes de la crevette soient bien visibles à travers la double feuille de riz (cela donne un effet décoratif intéressant).

Répetez l'opération pour obtenir d'autres rouleaux.

Envelopper les rouleaux dans de la pellicule plastique et conserver au réfrigérateur dans un contenant de plastique.

Juste avant de servir, couper les rouleaux en deux en diagonale.

Les convives n'auront plus qu'à verser la sauce sur les rouleaux à leur convenance.

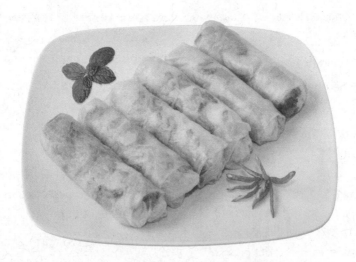

Mousse de volaille

Pour 6 personnes

INGRÉDIENTS

11 oz (310 g) de blanc de poulet

4 échalotes grises

1 c. à thé (5 ml) d'huile de noix de coco

2 c. à soupe (30 ml) de vin blanc sec

Sel et poivre

1 tasse (250 ml) de crème épaisse
de soja ou d'amande

½ c. à thé (3 ml) de romarin séché,
en poudre

¼ c. à thé (1 ml) de cari en poudre

¼ c. à thé (1 ml) de paprika

Quelques gouttes de tabasco

PRÉPARATION

Émincer finement le blanc de poulet
à l'aide d'un couteau bien affûté.

Éplucher et émincer les échalotes
et les faire dorer à feu doux, avec
le poulet et l'huile de noix de
coco, dans une poêle antiadhésive.
Mouiller avec le vin blanc, saler,
poivrer et cuire à feu doux 8
minutes. Durant ce temps, saler et
poivrer la crème et bien mélanger.

Passer le poulet cuit et les échalotes
au mélangeur électrique et ajouter
les épices. Incorporer la crème à la
main. Répartir cette mousse dans de
petits ramequins individuels. Placer
les ramequins au froid.

Accompagner les ramequins de
biscuits de riz ou de tartines au
sarrasin, au quinoa ou à la châtaigne
Le pain des fleurs ou encore de
petites tranches de pain de mie
de riz grillées.

Les soupes

Dans un régime hypotoxique, les soupes devraient occuper une place de choix parce que le mode de cuisson des aliments dans un liquide inhibe en très grande partie la formation des glycotoxines. Il est reconnu que les températures de cuisson supérieures à 230 °F (110 °C), pour ce qui est des protéines d'origine animale, provoquent des réactions de Maillard. Ces réactions sont responsables de la production de molécules toxiques appelées glycotoxines à l'origine de nombreuses maladies chroniques. La préparation de soupes est d'ailleurs intéressante à plusieurs autres points de vue: il est facile d'en réussir d'excellentes même pour les cuisiniers les moins doués; il est toujours réconfortant de consommer une bonne soupe chaude en hiver; c'est souvent la seule forme d'aliment que l'on accepte lorsqu'on ne va pas très bien; on apprécie les soupes-repas lorsqu'on est pressé par le temps et qu'on se soucie quand même de la qualité de notre alimentation.

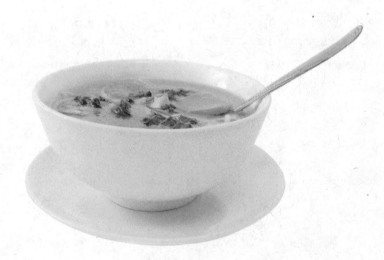

Velouté de champignons

Pour 4 personnes

INGRÉDIENTS

1 oignon émincé

1 branche de céleri coupée en petits morceaux

1 c. à soupe (15 ml) d'huile d'olive

8 oz (240 g) de champignons de Paris coupés en 4

2 c. à thé (10 ml) de persil haché

1 c. à soupe (15 ml) de fécule de pomme de terre ou de tapioca

4 tasses (1 L) de bouillon de poulet

½ tasse (125 ml) de yogourt au soja ou de crème végétale

2 oz (60 g) de pleurotes

1 gousse d'ail

Huile d'olive

1 noix de margarine Becel végétale

Sel et poivre

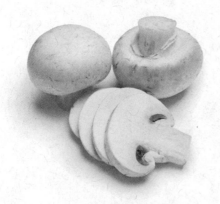

PRÉPARATION

Faire revenir l'oignon et le céleri dans 1 cuillère à soupe (15 ml) d'huile d'olive, ajouter les champignons, cuire environ 3 minutes. Parsemer d'une cuillère à thé (5 ml) de persil haché.

Ajouter la fécule de pomme de terre ou de tapioca en remuant sans arrêt.

Ajouter le bouillon et cuire jusqu'à ce que les légumes soient cuits (environ 15 minutes).

Réduire au mélangeur. Saler et poivrer, et ajouter le yogourt ou la crème.

Couper en très petits morceaux les pleurotes et l'ail. Faire cuire avec le reste du persil dans une poêle avec une noix de margarine et un peu d'huile d'olive. Ajouter à la préparation.

Il est important d'éviter l'ébullition lorsque l'on fait réchauffer.

Soupe aux poireaux

Pour 4 personnes

INGRÉDIENTS

2 oignons blancs hachés grossièrement

2 c. à soupe (30 ml) d'huile d'olive

4 poireaux hachés grossièrement

8 tasses (2 L) de bouillon de poulet

2 pommes de terre hachées
    grossièrement

¼ tasse de yogourt au soja
    ou de crème végétale

Sel et poivre au goût

PRÉPARATION

Faire revenir les oignons dans l'huile, 4 minutes à feu moyen.

Ajouter les poireaux et faire cuire 6 autres minutes.

Ajouter le bouillon de poulet et les pommes de terre et cuire jusqu'à la cuisson parfaite des pommes de terre.

Refroidir, passer au mélangeur, ajouter le yogourt ou la crème végétale et assaisonner. Au moment de réchauffer, éviter de faire bouillir.

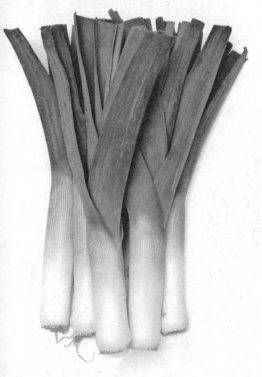

Soupe aux légumes

Pour 4 personnes

INGRÉDIENTS

2 c. à soupe (30 ml) d'huile d'olive

1 oignon blanc moyen coupé en rondelles minces

1 carotte moyenne coupée en petits morceaux

1 poireau moyen coupé en rondelles minces

2 petites pommes de terre coupées en dés

2 branches de céleri coupées en dés

2 gousses d'ail émincées

6 tasses (1,5 L) de bouillon de légumes

2 oz (60 g) de macaronis de riz brun

6 oz (180 g) de courgettes coupées sur la longueur puis en tranches de ¼ po (0,5 cm)

2 c. à soupe (30 ml) de persil haché

PRÉPARATION

Dans une grande casserole, faire chauffer l'huile et faire revenir l'oignon, la carotte, le poireau, les pommes de terre, le céleri et l'ail. Remuer régulièrement jusqu'à ce que l'oignon soit tendre.

Ajouter le bouillon et porter à ébullition. Réduire le feu, couvrir et laisser mijoter 45 minutes, en remuant de temps en temps, jusqu'à ce que tous les légumes soient cuits.

Ajouter les pâtes et les courgettes. Laisser bouillir environ 10 à 15 minutes, jusqu'à ce que les pâtes soient *al dente*. Servir avec les croûtons à l'ail et au fromage végétal.

Au moment de servir, décorer chaque assiette de soupe avec le persil haché.

Croûtons à l'ail et au fromage végétal

4 tranches de pain de riz brun

2 c. soupe (30 ml) d'huile d'olive

1 gousse d'ail hachée

1 oz (30 g) de fromage de macadam (voir p. 202)

PRÉPARATION

Mélanger l'huile et l'ail et en badigeonner chaque tranche de pain de riz brun. Faire griller sous le gril jusqu'à ce que le pain soit légèrement doré. Beurrer avec le fromage de noix de macadam.

Crème de légumes

Pour 4 personnes

INGRÉDIENTS

2 c. à soupe (30 ml) d'huile d'olive

1 poireau émincé

1½ tasse (375 ml) de brocoli, en petits bouquets

1½ tasse (375 ml) de chou-fleur, en petits bouquets

½ tasse (125 ml) de céleri en dés

2 tasses (500 ml) de bouillon de poulet maison dégraissé

1 tasse (250 ml) d'eau

1 c. à thé (5 ml) de sauge séchée

¼ tasse (65 ml) de lait végétal de riz ou d'amande

Sel et poivre au goût

PRÉPARATION

Mettre l'huile d'olive dans une casserole et faire revenir le poireau, le brocoli, le chou-fleur et le céleri à feu doux pendant 5 minutes.

Ajouter le bouillon de poulet, l'eau et la sauge. Porter à ébullition, couvrir partiellement et laisser mijoter pendant 20 minutes.

Verser la préparation dans le mélangeur et réduire en purée. Ajouter le lait végétal et remettre à feu doux quelques minutes. Saler et poivrer.

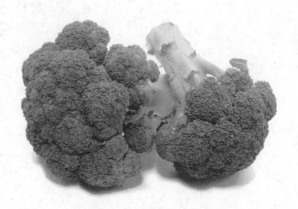

Soupe aux lentilles

Pour 4 personnes

INGRÉDIENTS

2 c. à soupe (30 ml) d'huile d'olive

2 oignons coupés finement

4 gousses d'ail hachées

2 c. à thé (10 ml) de cumin

½ c. à thé (3 ml) de paprika

½ tasse (125 ml) de lentilles rincées

4 tasses (1 L) d'eau ou de bouillon de
légumes

¾ tasse (190 ml) de tomates en dés
(fraîches ou en conserve)

1 branche de céleri coupée en dés

½ poivron rouge coupé en dés

Quelques abricots ou pruneaux séchés
coupés en petits dés

½ c. à thé (3 ml) de thym

Jus d'un demi-citron

1 feuille de laurier

Sel et poivre

Persil haché pour la décoration

PRÉPARATION

Dans une grande casserole, chauffer l'huile à feu doux, y faire revenir les oignons, l'ail, le cumin, le paprika jusqu'à ce que les oignons soient tendres.

Ajouter les autres ingrédients, sauf le sel, poivre et persil, et laisser cuire doucement en remuant à l'occasion 30 à 40 minutes. Ajouter un peu d'eau, au goût.

Saler, poivrer et parsemer de persil.

Conseil

Vous pouvez varier les lentilles; les lentilles corail sont préférées par plusieurs. Les lentilles corail et les vertes ne nécessitent pas de trempage. Les rincer et les cuire dans 3 à 4 fois leur volume d'eau non salée, à feu doux pendant 10 à 15 minutes pour les corail et 20 à 25 minutes pour les vertes. Les lentilles brunes demandent une cuisson plus longue et plusieurs préfèrent utiliser celles en conserve.

Gaspacho andalou

Pour 4 personnes

INGRÉDIENTS

4 tranches de pain de riz sans la croûte

½ tasse (125 ml) de bouillon de poulet (facultatif)

1 lb (454 g) de tomates bien mûres, mondées et épépinées

1 concombre épluché et épépiné

4 gousses d'ail hachées

2 c. à soupe (30 ml) de jus de citron

1 demi-poivron vert

½ tasse (125 ml) d'huile d'olive extra vierge

1 c. à soupe (15 ml) de vinaigre de xérès

Sel (complet) et poivre au goût

PRÉPARATION

Émietter la mie de pain, l'imbiber du bouillon de poulet ou d'eau et laisser reposer 30 minutes.

Passer le tout au robot culinaire avec le reste des ingrédients, puis saler et poivrer.

Laisser ensuite au réfrigérateur pendant 2 heures.

Servir avec un mélange des garnitures suivantes:

3 c. à soupe (45 ml) de tomate fraîche en dés

3 c. à soupe (45 ml) d'échalotes grises hachées

3 c. à soupe (45 ml) de poivron haché

3 c. à soupe (45 ml) d'œuf haché

3 c. à soupe (45 ml) de persil haché

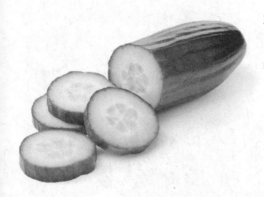

Soupe asiatique

Pour 4 personnes

INGRÉDIENTS

1 c. à soupe (15 ml) d'huile d'olive

2 échalotes grises émincées

2 gousses d'ail émincées

1 c. à soupe (15 ml) de gingembre frais râpé

1 pincée de flocons de piment rouge (facultatif)

6 tasses (1,5 L) de bouillon de poulet maison

2 carottes broyées finement au robot culinaire

½ lb (225 g) de bœuf pour fondue chinoise

2 oignons verts tranchés finement

1½ tasse (375 ml) de champignons de Paris tranchés finement

3 oz (90 g) de vermicelles de riz coupés grossièrement

PRÉPARATION

Faire chauffer l'huile dans une casserole et y faire revenir les échalotes 3 minutes à feu moyen-doux.

Ajouter tous les autres ingrédients, y compris le bœuf, couvrir et porter à ébullition.

Baisser le feu et laisser frémir pendant 5 minutes. Servir.

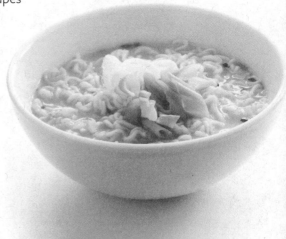

Soupe aux moules

Pour 4 personnes

INGRÉDIENTS

2 c. à soupe (30 ml) d'huile d'olive

4 oignons verts émincés

2 gousses d'ail hachées

2 lbs (1 kg) de moules nettoyées

½ tasse (125 ml) de vin blanc sec

½ tasse (125 ml) de céleri taillé en julienne

½ tasse (125 ml) de carottes taillées en julienne

½ tasse (125 ml) de poivron rouge taillé en julienne

½ tasse (125 ml) de poivron jaune taillé en julienne

1¼ tasse (315 ml) de bouillon de poisson ou de légumes

1⅔ tasse (420 ml) de lait de coco

1 c. à thé (5 ml) de poudre de curry

1 pincée de paprika

1 tasse (250 ml) de pommes de terre coupées en dés

Sel et poivre

Persil frais haché pour garnir

Variante

Remplacer le lait de coco par une crème végétale.

PRÉPARATION

Dans une casserole, faire chauffer 1 cuillère à soupe (15 ml) d'huile d'olive, ajouter les oignons verts, l'ail et faire cuire à feu moyen jusqu'à transparence.

Ajouter les moules et verser le vin blanc. Saler, poivrer. Couvrir et amener à ébullition. Laisser cuire à la vapeur jusqu'à ce que les coquilles s'ouvrent.

Retirer les moules de leur coquille, les réserver au chaud, et conserver le jus de cuisson. Le passer dans une passoire fine.

Dans une autre casserole, mettre le reste de l'huile et y faire suer les légumes en julienne.

Y verser le jus de cuisson des moules, le bouillon et le lait de coco.

Saler, poivrer, ajouter le curry et le paprika. Laisser cuire quelques minutes. Ajouter les dés de pommes de terre.

Lorsque les pommes de terre sont cuites, ajouter les moules.

Vérifier l'assaisonnement et garnir les bols de persil au moment de servir.

Bouillabaisse de la Gaspésie

Pour 6 personnes

INGRÉDIENTS

3 c. à soupe (45 ml) d'huile d'olive

1 oignon moyen émincé

5 gousses d'ail émincées

1 branche de céleri émincée

3 carottes émincées (facultatif)

1 poireau (facultatif)

1 tasse (250 ml) de tomates en boîte

1 tasse (250 ml) de vin blanc sec

1 tasse (250 ml) d'eau ou de bouillon de poisson

1 c. à thé (5 ml) de sel de mer brut gris

¼ c. à thé (1 ml) de poivre moulu

1 feuille de laurier

½ c. à thé (3 ml) de thym

¼ c. à thé (1 ml) de graines de fenouil moulues

1 pincée de safran

3 lbs (1,3 kg) de poisson frais ou surgelé, coupé en gros morceaux: flétan, sébaste, saumon, sole, maquereau, etc.

½ lb (225 g) de crevettes décortiquées et déveinées

2 pommes de terre moyennes coupées en tranches de ¼ po (0,5 cm) d'épaisseur et cuites.

Margarine Becel végétale

6 tranches de pain de riz brun grillées

Persil haché pour garnir

PRÉPARATION

Faire chauffer l'huile dans une grande casserole. Ajouter l'oignon, l'ail, le céleri, les carottes et le poireau. Cuire 5 minutes.

Ajouter les tomates, le vin, l'eau ou le bouillon de poisson, les assaisonnements et le safran.

Ajouter les poissons les plus fermes et les crevettes, couvrir. Porter à ébullition, cuire 5 minutes.

Ajouter les autres poissons, porter à ébullition, cuire 5 minutes additionnelles ou jusqu'à ce que les poissons soient tendres ou perdent leur transparence. Si nécessaire, ajouter de l'eau. Éviter de trop cuire.

Ajouter les patates cuites à la bouillabaisse.

Mélanger la margarine avec l'ail, griller le pain et le tartiner avec ce mélange.

Garnir avec le persil et servir immédiatement avec les rôties à l'ail.

Poulet bouilli et sa provision de bouillon

INGRÉDIENTS

1 poulet entier de 3 lbs (1,3 kg)

2 gros oignons dont 1 piqué de 3 clous de girofle

2 branches de céleri coupées en deux

1 poireau coupé en trois

2 carottes coupées en deux

1 gros bouquet garni (persil, graines de céleri, 2 feuilles de laurier)

12 à 16 tasses (3 à 4 L) d'eau (s'assurer qu'il y a environ 2 po (5 cm) d'eau au-dessus du poulet, en ajouter au besoin)

½ c. à thé (3 ml) de poivre en grains

1 c. à thé (5 ml) de sel de mer brut gris

PRÉPARATION

Mettre les légumes, le bouquet garni et le poulet dans une grande casserole, couvrir d'eau et ajouter le poivre et le sel.

Porter à ébullition, puis réduire la chaleur; écumer en surface à l'aide d'une cuillère ou d'une écumoire.

Faire cuire à découvert pendant 1 heure, à feu doux mais avec de petits frémissements.

Retirer le poulet, le désosser, laisser refroidir et conserver la chair au réfrigérateur dans un récipient bien fermé.

Remettre la carcasse dans la casserole et poursuivre la cuisson à feu doux pendant 30 à 60 minutes. Laisser refroidir, retirer les gros morceaux et passer le bouillon au tamis recouvert d'une étamine en le recueillant dans un grand contenant.

Lorsque le bouillon est froid, le mettre au réfrigérateur pendant environ 3 heures pour faire figer le gras. Dégraisser soigneusement à l'aide d'une cuillère.

Transvaser le bouillon dans des récipients de diverses contenances, bien fermer, étiqueter, dater et congeler. Ce bouillon peut se conserver jusqu'à 6 mois au congélateur.

Conseil

Ce poulet bouilli est très pratique pour faire de nombreux plats tels que riz au poulet, vol-au-vent, sandwichs, etc.

Les poissons

Les recettes de poissons gras tels que le saumon et la truite sont en vedette dans cette partie. Nous avons privilégié ces poissons en raison de leur saveur très appréciée par la majorité des gens et aussi pour leur riche teneur en oméga-3 qui en fait des aliments santé par excellence. Malgré ce qui est parfois véhiculé, le saumon et la truite d'élevage sont aussi riches en oméga-3 et moins contaminés par le mercure, les BPC et les dioxines que le saumon ou la truite sauvages, comme l'ont montré des chercheurs de l'Université Laval (voir www.cyberpresse.ca/vivre/sante/nutrition/200810/23/01-32169-saumons-et-truites-delevage-riches-en-omega-3-et-pauvres-en-contaminants.php).

Les gens soucieux de leur santé peuvent consommer ces poissons autant qu'ils veulent et contribuer ainsi à réduire leur risque de maladies cardiovasculaires. D'autres études ont montré par ailleurs que les oméga-3 sont essentiels au fonctionnement normal du cerveau; ces acides gras soutiennent le fonctionnement des neurones et protègent les synapses. Il est bien connu que les Québécois ne consomment pas assez d'oméga-3.

Bien que les poissons exposés à des températures de cuisson élevées produisent deux fois moins de glycotoxines que les viandes, il est important d'en limiter la formation, qui est quand même considérable. La cuisson des poissons à la vapeur douce (cuiseur-vapeur) est idéale puisqu'en plus de limiter le développement des glycotoxines, elle produit un poisson encore plus savoureux.

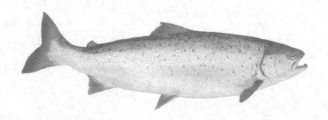

Filets de truite à la vapeur

Pour 4 personnes

INGRÉDIENTS

1½ tasse (375 ml) de crème végétale*
ou de yogourt de soja

1 c. à thé (5 ml) de jus de citron ou
de vinaigre

2 c. à soupe (30 ml) d'oignon rouge
finement haché

2 c. à soupe (30 ml) de ciboulette
fraîche, finement hachée

1 c. à thé (5 ml) d'aneth frais, finement
haché

4 filets de truite d'environ 6 oz (175 g)
chacun

Sel et poivre au goût

PRÉPARATION

Dans un bol, bien mélanger la crème
ou le yogourt, le jus de citron ou le
vinaigre, l'oignon et les fines herbes.

Verser de l'eau dans le cuiseur-
vapeur. Dès l'apparition de la vapeur,
arrêter l'appareil momentanément,
déposer les filets de truite côte à côte
sur la partie haute du cuiseur-vapeur
et remettre l'appareil en marche.

Saler, poivrer et napper de sauce
à la crème.

Cuire environ 13 minutes jusqu'à ce
que la chair devienne opaque.

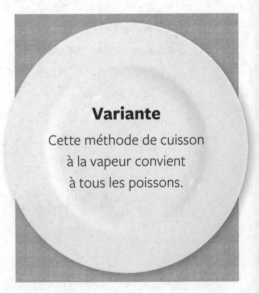

Variante

Cette méthode de cuisson
à la vapeur convient
à tous les poissons.

* Crème végétale commerciale de soja
Belsoy** ou crème de soja maison (p. 162)

** La crème Belsoy contient un peu de sirop
de froment, donc un peu de gluten. Il semble
que ce soit minime et cela ne m'a jamais
occasionné de problème. Toutefois, je la
déconseille aux gens affectés par la maladie
cœliaque ou de Crohn.

Filets de truite à la moutarde

Pour 4 personnes

INGRÉDIENTS

2 c. à soupe (30 ml) de mayonnaise

2 c. à thé (10 ml) de moutarde de Dijon

¼ c. à thé (1 ml) de sel

¼ c. à thé (1 ml) de poivre noir
   du moulin

4 filets de truite avec la peau, soit 1 ½ lb
   (750 g)

1 c. à soupe (15 ml) de persil frais haché
   pour garnir

Quartiers de citron pour garnir

PRÉPARATION

Dans un petit bol, mélanger la mayonnaise, la moutarde, le sel et le poivre.

Verser l'eau dans le cuiseur-vapeur. Dès l'apparition de la vapeur, arrêter l'appareil et déposer les filets de truite côte à côte sur la partie haute du cuiseur-vapeur.

Saler, poivrer et étaler uniformément le mélange à la mayonnaise sur les filets.

Cuire environ 14 minutes jusqu'à ce que la chair de la truite devienne opaque et se défasse aisément à la fourchette. Parsemer de persil et servir avec des quartiers de citron.

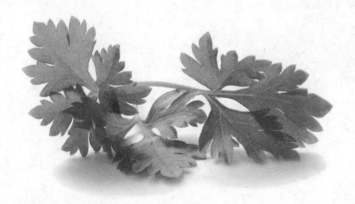

Saumon laqué sauce soja

Pour 4 personnes

INGRÉDIENTS

Laque

¼ tasse (65 ml) de vinaigre balsamique

¼ tasse (65 ml) de sauce soja

2 c. à soupe (30 ml) de sucanat

4 dos de saumon frais, de 5 oz (150 g) chacun

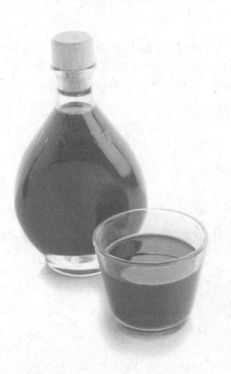

PRÉPARATION

Laque: mettre dans une poêle le vinaigre balsamique, la sauce soja et le sucre. Porter à ébullition et faire réduire de moitié.

Retirer la peau du saumon à l'aide d'un couteau souple. Réserver sur un plat.

Une fois la laque réduite, éteindre le feu et placer le saumon dans la poêle. Il est très important de cuire le poisson à basse température, donc très lentement pour le garder rosé et tendre.

Couvrir la poêle et laisser cuire le saumon avec la chaleur résiduelle, hors du feu, en le tournant toutes les 5 minutes.

Après 15 minutes, retirer le couvercle.

Avant de servir, à l'aide d'une cuillère, verser la laque sur le saumon et le mettre au four chaud quelques secondes pour le réchauffer.

Saumon au four, mayonnaise au cresson

Pour 4 personnes

INGRÉDIENTS

2 c. à soupe (30 ml) de vermouth blanc sec

1 c. à soupe (15 ml) de thym frais, haché ou ½ cuillère à thé (3 ml) de thym séché

4 filets de saumon, de 6 oz (180 g) chacun

¼ c. à thé (1 ml) de sel

½ citron pressé

4 brins de thym ou de persil frais

Mayonnaise au cresson

1 tasse (250 ml) de feuilles de cresson tassées

¾ tasse (190 ml) de mayonnaise

4 c. à thé (20 ml) de moutarde de Dijon

1 c. à soupe (15 ml) de jus de citron

1 pincée de sel

N. B. : Le jus de citron inhibe en partie la formation de glycotoxines.

PRÉPARATION

Mélanger tous les ingrédients de la mayonnaise au robot culinaire jusqu'à ce que le mélange soit lisse.

Dans une petite casserole, chauffer le vermouth et le thym à feu moyen. Laisser refroidir 10 minutes.

Filtrer dans une passoire fine placée sur un bol. Couper deux rectangles de papier aluminium de 40 po (environ 1 m) de long et les superposer sur une plaque de cuisson.

Huiler le papier et y déposer le saumon, peau en dessous. Saler, arroser avec le jus de citron et placer les brins de thym ou de persil sur le poisson.

Arroser du mélange au vermouth. Replier le papier d'aluminium sur le saumon en pinçant les bords ensemble de manière à les sceller et à former une pochette.

Cuire dans le tiers inférieur du four préchauffé à 400 °F (200 °C) pendant 25 minutes ou jusqu'à ce que la chair du saumon se défasse facilement à la fourchette. Jeter le thym ou le persil et servir chaud ou froid avec la mayonnaise au cresson.

Ragoût de poisson au pesto

Pour 4 personnes

INGRÉDIENTS

2 lbs (1 kg) de moules

2¼ tasses (565 ml) de jus de légumes

1⅛ tasse (285 ml) de bouillon de poulet assaisonné avec des fines herbes*

1 oignon haché

6 petites pommes de terre nouvelles, non pelées et coupées en quartiers

2 tomates hachées

½ lb (225 g) de morue ou de tilapia frais ou surgelé, en gros morceaux

2 branches de céleri tranchées

1 tasse (250 ml) de petits pois surgelés

⅓ tasse (85 ml) de pesto au persil

1 c. à soupe (15 ml) de zeste d'orange râpé

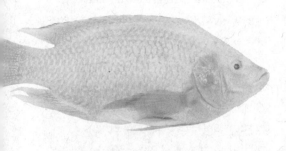

*Mélange à l'ancienne, Les Épices de Marie Michèle

Pesto au persil

1 tasse (250 ml) de persil frais finement haché

3 tomates séchées dans l'huile, hachées

1 gousse d'ail

¼ tasse (65 ml) de pignons ou de noisettes

¼ tasse (65 ml) d'huile d'olive extra vierge

PRÉPARATION

Nettoyer les moules, jeter celles qui sont ouvertes. Réserver.

Dans une grande casserole, verser le jus de légumes et le bouillon. Incorporer l'oignon. Couvrir et porter à ébullition, sur feu vif. Ajouter les pommes de terre et les tomates. Réduire à feu moyen. Couvrir et laisser mijoter, en remuant souvent, jusqu'à ce que les pommes de terre soient tendres, une dizaine de minutes.

Incorporer les moules, le poisson, le céleri et les petits pois. Couvrir et laisser mijoter, en remuant de temps à autre, jusqu'à ce que les moules soient ouvertes, de 5 à 8 minutes. Retirer la casserole du feu et jeter les moules fermées.

Mélanger le pesto et le zeste d'orange. Répartir le ragoût dans des bols. Garnir avec 1 cuillère à thé (5 ml) de pesto. Accompagner de pain de riz à tremper dans le ragoût.

Pesto : mettre le persil, les tomates, l'ail et les noix dans le robot culinaire. Pulser jusqu'à l'obtention d'un mélange lisse.

Ajouter l'huile en filet.

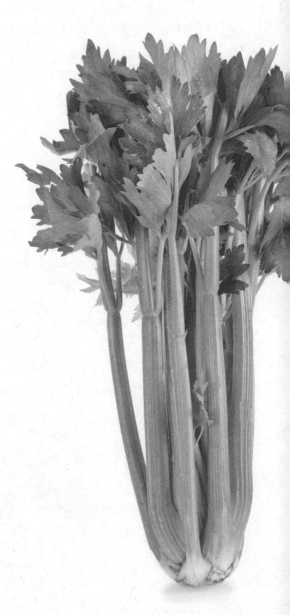

Ragoût de lotte aux poivrons

Pour 4 personnes

INGRÉDIENTS

¼ tasse (65 ml) d'huile d'olive extra vierge, préférablement espagnole («fruité noir»)

1 oignon haché finement

2 ou 3 grosses gousses d'ail, finement tranchées

1 poivron rouge coupé en lanières

1 branche de romarin frais ou 1 c. à thé (5 ml) de romarin finement haché

1 ou 2 feuilles de laurier

⅛-½ c. à thé (0,5 à 3 ml) de piment fort haché (en vente dans les épiceries fines)

1½ tasse (375 ml) de vin blanc

1 boîte de 14 oz (420 g) de tomates italiennes

1 pincée de safran écrasé dans 2 c. à soupe (30 ml) d'eau chaude

1½ tasse (375 ml) de fumet de poisson, ou d'eau, ou de bouillon de poulet

¼ tasse (65 ml) d'amandes, pelées, préalablement rôties, et réduites en poudre au robot

12 palourdes entières, les coques bien nettoyées à l'eau courante

1 lb (454 g) de lotte, coupée en morceaux

Sel et poivre

Persil frais haché et trait d'huile d'olive extra vierge de bonne qualité pour servir

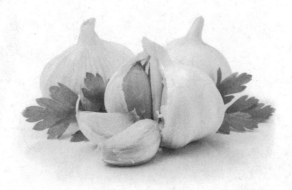

Dans une casserole, faire chauffer l'huile d'olive. Ajouter l'oignon, l'ail et le poivron et assaisonner avec un peu de sel et de poivre. Couvrir et laisser cuire à feu raisonnablement élevé pendant environ 5 minutes ou jusqu'à ce que les légumes brunissent. Ajouter ensuite le romarin, le laurier et le piment fort et laisser cuire 1 minute de plus avant de mouiller avec le vin blanc. Amener à ébullition, puis réduire le feu et laisser mijoter environ 5 minutes.

Ajouter les tomates, le safran dilué, le fumet, l'eau ou le bouillon et amener à nouveau à ébullition avant de baisser le feu et de couvrir. Laisser cuire 5 minutes.

Ajouter les amandes en poudre et laisser cuire encore 2 à 3 minutes, jusqu'à ce que le ragoût épaississe. Allonger d'un peu d'eau si le ragoût est trop épais. Déposer les palourdes au fond du plat, bien couvrir la casserole et laisser cuire pendant une dizaine de minutes jusqu'à ce que toutes les palourdes soient ouvertes. Vérifier l'assaisonnement. Enfin, ajouter les morceaux de lotte et laisser cuire encore 2 à 3 minutes en nappant de sauce à l'aide d'une cuillère.

Servir dans des assiettes creuses. Parsemer de persil frais haché et napper d'un trait d'huile d'olive.

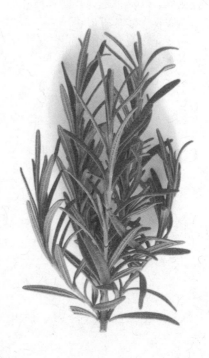

Chaudrée de la mer à la citronnelle

Pour 4 à 6 personnes

INGRÉDIENTS

1 gros oignon coupé en morceaux

4 grosses gousses d'ail émincées

2 c. à soupe (30 ml) d'huile d'olive

6 tiges de citronnelle coupées sur la longueur

4 tasses (1 L) de bouillon de poisson, maison de préférence

1 tasse (250 ml) d'eau

1 boîte de 13,5 oz (400 ml) de lait de coco

2 c. à thé (10 ml) de sel (pour un bouillon maison, normalement moins salé qu'un bouillon commercial

Sel et poivre, au goût

1 c. thé (5 ml) de harissa (plus ou moins, au goût)

2 lbs (1 kg) de crevettes et de pétoncles et de poisson à chair ferme gros morceaux*

1½ lb (675 g) de pommes de terre coupées en dés de 1 po (2 cm)

Jus d'une lime

Coriandre fraîche hachée

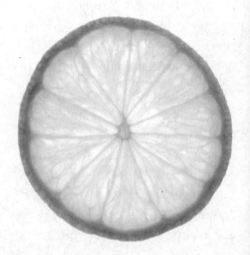

*Morue, lotte, aiglefin, vivaneau, cabillaud, flétan, au goût.

PRÉPARATION

Faire revenir l'oignon et l'ail dans l'huile d'olive quelques minutes. Y ajouter les tiges de citronnelle coupés.

Incorporer tous les liquides et laisser mijoter à feu doux pendant 1 heure à découvert pour que toutes les saveurs se marient.

Passer le tout au tamis en appuyant très fortement avec une cuillère de bois pour en retirer tout le jus. On doit obtenir au moins 4 tasses (1 L) de bouillon.

Remettre le bouillon sur le feu en ajoutant le sel, du poivre et la harissa (la harissa est en fait du piment fort en crème). Lorsque le liquide atteint l'ébullition, ajouter les crevettes non décortiquées en brassant à quelques reprises. Les retirer dès qu'elles changent de couleur et les mettre dans le tamis.

Faire bouillir à nouveau le bouillon et y ajouter les pommes de terre. À feu très doux, faire cuire à couvert pendant 30 à 45 minutes ou jusqu'à ce que les pommes de terre soient cuites.

Pendant ce temps, décortiquer les crevettes et couper en deux celles qui sont très grosses.

Lorsque les pommes de terre sont cuites, ajouter les morceaux de morue (ou autres poissons), les crevettes pré-cuites et les pétoncles. Finir la cuisson encore à couvert pendant quelques minutes en surveillant pour ne pas trop faire cuire.

Servir dans un grand bol à soupe avec un filet de jus de lime et 1 cuillère à soupe (15 ml) de coriandre fraîche.

Diane Duchesne

Casserole de morue

Pour 4 personnes

INGRÉDIENTS

2 oignons moyens hachés

4 gousses d'ail hachées

3 c. à soupe (45 ml) d'huile d'olive

1 boîte de 28 oz (790 ml) de tomates en dés

1 c. thé (5 ml) de sel

Poivre au goût

¼ c. à thé (1 ml) de bicarbonate de soude

3 c. à soupe (45 ml) de sarriette fraîche, hachée

3 c. à soupe (45 ml) de marjolaine fraîche, hachée

1¼ lb (570 g) de pommes de terre coupées en tranches minces

2 lbs (1 kg) de morue coupée en gros morceaux

PRÉPARATION

Dans une casserole, faire blondir les oignons et l'ail dans l'huile environ 5 minutes à feu doux.

Ajouter les tomates, le sel, du poivre, le bicarbonate de soude et la moitié des fines herbes, couvrir et cuire à feu doux pendant 30 minutes.

Ajouter les pommes de terre et mélanger. Couvrir et cuire de nouveau jusqu'à cuisson désirée (plus ou moins 45 minutes).

Lorsque les pommes de terre sont cuites, ajouter le poisson et le reste des fines herbes et cuire à découvert jusqu'à ce que le poisson soit cuit. Attention de ne pas trop faire cuire le poisson.

Diane Duchesne

Conseil

Diane aime manger cette casserole avec une fausse rouille (une mayonnaise maison à laquelle elle ajoute une gousse d'ail broyée et un peu de harissa)

Morue à la courgette et aux tomates

Pour 4 personnes

INGRÉDIENTS

- 1 c. à soupe (15 ml) d'échalote grise
- 1 gousse d'ail pelée et broyée
- ½ tasse (125 ml) de courgette, en demi-lunes
- 1 c. à soupe (15 ml) d'huile d'olive vierge
- 1 c. à soupe (15 ml) de vin blanc sec
- ¾ tasse (190 ml) de tomates broyées
- 1 c. à thé (5 ml) de basilic frais finement haché
- 1 lb (454 g) de filets de morue
- ¼ c. à thé (1 ml) de poivre noir moulu

PRÉPARATION

Dans une petite casserole, faire revenir l'échalote, l'ail et la courgette dans l'huile d'olive à feu moyen pendant 2 minutes.

Ajouter le vin blanc, les tomates et le basilic. Laisser mijoter pendant 3 minutes environ en remuant de temps à autre.

Verser l'eau dans le cuiseur-vapeur. Dès l'apparition de la vapeur, arrêter momentanément l'appareil, déposer côte à côte les filets de poisson sur la partie haute du cuiseur-vapeur et remettre l'appareil en marche.

Cuire environ 10 minutes ou jusqu'à ce que la chair du poisson se défasse facilement. Assaisonner du poivre, napper les filets avec la sauce et servir.

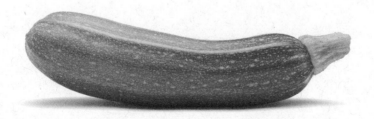

Filets de sole au vin blanc

Pour 4 personnes

INGRÉDIENTS

1 oignon moyen, finement haché

½ tasse (125 ml) de vin blanc sec

½ tasse (125 ml) d'eau

¼ tasse (65 ml) de tomates broyées

4 filets de sole, de 8 oz (230 g) chacun

¼ tasse (65 ml) de crème végétale

1 pincée de piment de Cayenne

Sel et poivre au goût

PRÉPARATION

Mélanger l'oignon, le vin, l'eau et les tomates dans une grande poêle et porter à ébullition. Laisser mijoter à feu doux pendant 3 à 5 minutes.

Déposer les filets de sole dans la poêle et couvrir. Laisser mijoter à feu doux de 8 à 10 minutes ou jusqu'à ce que la chair du poisson se défasse facilement.

Retirer les filets à l'aide d'une écumoire et réserver au chaud.

Ajouter la crème à la préparation au vin en remuant continuellement. Éviter l'ébullition. Incorporer les assaisonnements et poursuivre la cuisson pendant 2 à 3 minutes.

Napper les filets de sole avec la sauce et servir.

Frittata au poisson

Pour 4 personnes

INGRÉDIENTS

1 lb (454 g) de morue hachée

1 œuf et 2 jaunes d'œufs battus

3 c. à soupe (45 ml) de tapioca

3 c. à soupe (45 ml) d'amarante

½ tasse (125 ml) de chapelure
   de craquelins de riz

½ tasse (125 ml) d'oignons hachés

¼ tasse (65 ml) de persil haché

½ c. à thé (3 ml) de piment

¼ c. à thé (1 ml) chacun
   de sel et de poivre

Huile d'olive

PRÉPARATION

Mettre tous les ingrédients, sauf l'huile d'olive, dans un grand bol et bien mélanger. Cuire dans une grande poêle antiadhésive, avec 1 cuillère à soupe d'huile d'olive.

Verser et égaliser la préparation et cuire à feu doux durant au moins 10 minutes et plus, la préparation doit être dorée.

Pour faire dorer l'autre côté, placer une assiette sur la préparation, retourner celle-ci sur l'assiette et la glisser dans la poêle pour finir la cuisson. Cuire de 20 à 30 minutes.

Diane Duchesne

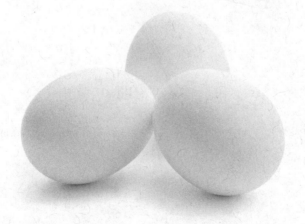

Les viandes

La cuisson des viandes prend une importance particulière dans le régime hypotoxique. De nombreuses études ont en effet démontré que le fait de chauffler la viande à plus de 230 °F (110 °C) induit le développement de glycotoxines. Celles-ci sont un facteur environnemental impliqué dans le développement et la progression des maladies d'inflammation chronique.

La cuisson des viandes suscite énormément de questions. Un point qui prête à controverse concerne la recommandation qui semble «incontournable» de saisir les viandes à feu vif pour leur donner couleur et goût. Cette pratique semble inévitable pour les grillades (steaks et autres viandes). Par contre, mes essais culinaires m'ont démontré que saisir la viande n'est pas toujours nécessaire, particulièrement lorsqu'il s'agit de poulet en sauce, de ragoûts, en fait de l'ensemble des viandes qui cuisent lentement, y compris la sauce à la viande pour spaghetti.

Dans le contexte du régime hypotoxique, lorsque l'on fait cuire de la viande (en fait les protéines d'origine animale), il est important de retenir que les liquides inhibent en grande partie la formation des glycotoxines. Cela explique le choix des recettes de viandes décrites dans cette section.

Pour ce type de cuisson, la mijoteuse est un instrument intéressant, car, d'une part, elle permet de cuire les aliments à une température inférieure à 230 °F (110 °C) (ce qui est conforme au régime hypotoxique) tout en permettant, d'autre part, de maintenir une température suffisamment élevée (> 140 °F [60 °C]) pour empêcher la multiplication des bactéries.

Lorsque l'on commence à utiliser la mijoteuse, les instructions nous laissent souvent croire qu'une fois les aliments dans la mijoteuse et l'appareil programmé, le travail est terminé. Cette façon de faire entraîne souvent des résultats pour le moins décevants. Au moins au début, il faut suivre de près la cuisson des aliments à l'aide d'un thermomètre. Cela permet d'éviter un excès de cuisson qui altère le goût des aliments. De plus, il ne faut pas hésiter à ajouter des herbes fraîches une quinzaine de minutes avant la fin de la cuisson, car une cuisson prolongée atténue leur goût.

Pour vérifier si une mijoteuse fonctionne correctement, on la remplit d'eau à moitié ou aux deux tiers, on couvre et on chauffe de façon séquentielle aux différentes intensités programmables de l'appareil. On suit alors, toutes les deux heures par exemple, le déroulement à l'aide d'un petit thermomètre de précision. On doit faire très vite car la température descend rapidement. Ainsi, vous saurez exactement comment fonctionne votre mijoteuse et vous connaîtrez l'influence des divers programmes sur la température et les temps de cuisson. La température ne devrait pas descendre sous 176 °F (80 °C) pour éviter que les bactéries se développent. Lorsque vous soulevez le couvercle, bien en essuyer l'intérieur ainsi que le pourtour de la mijoteuse pour éviter que de l'eau ne forme un joint hermétique qui retienne la chaleur et change ainsi les conditions normales de cuisson.

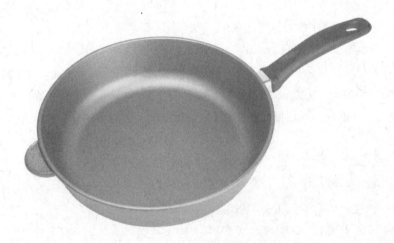

Osso buco aux jarrets de porc ou de veau

Pour 4 à 6 personnes

INGRÉDIENTS

3 tasses (750 ml) de tomates pelées et coupées en dés

1 oignon moyen coupé finement

5 grosses gousses d'ail hachées

3 c. à soupe (45 ml) d'huile d'olive

1 tasse (250 ml) de champignons coupés en dés

1 tasse (250 ml) de céleri coupé en dés

1 tasse (250 ml) de porto rouge

½ tasse (125 ml) de bouillon de poulet maison

½ tasse (125 ml) de jus d'orange

3 feuilles de laurier

3 c. à soupe (45 ml) de marjolaine fraîche, hachée

6 jarrets de porc ou de veau, de 2 po (5 cm) d'épaisseur

Gremolata

1 gousse d'ail, finement hachée

2 c. à soupe (30 ml) de persil frais, haché

2 c. à soupe (30 ml) de marjolaine fraîche, hachée

3 c. à soupe (45 ml) de zeste d'orange, haché

PRÉPARATION

Blanchir les tomates dans de l'eau bouillante pendant 1 minute et les refroidir à l'eau froide. Enlever la pelure et couper en dés.

Faire revenir l'oignon et l'ail dans l'huile à feu doux pendant 1 minute, ajouter les champignons et le céleri, faire cuire pendant 3 autres minutes. Ajouter le porto et mener à ébullition.

Ajouter le bouillon de poulet, le jus d'orange, les tomates et les fines herbes. Porter à ébullition, ajouter les jarrets et faire cuire à feu doux, plus ou moins 2 heures. Brasser de temps en temps.

La gremolata: mélanger l'ail, le persil, la marjolaine et le zeste d'orange.

Servir avec du riz ou des pâtes au quinoa, et parsemer une cuillère à soupe (15 ml) de gremolata sur l'osso buco.

Diane Duchesne

Ragoût de veau et de légumes

Pour 4 à 6 personnes

INGRÉDIENTS

3 gousses d'ail émincées

1 oignon moyen haché finement

2 c. à soupe (30 ml) d'huile d'olive

2 lbs (1 kg) de veau à ragoût en dés de 1½ po (3 cm)

¼ tasse (65 ml) de farine de riz blanc*

1 tasse (250 ml) de vin blanc

3 tasses (750 ml) de bouillon de poulet ou de veau

2 branches de céleri

2 lbs (1 kg) de légumes coupés en dés de 1½ po (3 cm) (carottes, rabiole, rutabaga et pommes de terre)

1 tasse (250 ml) de lait de riz

2 c. à thé (10 ml) de sel

2 c. à soupe (30 ml) de paprika**

Poivre au goût

*On peut ajouter davantage de farine de riz si on préfère une sauce plus épaisse.

**Il existe plusieurs sortes de paprika, choisir celle qui est la plus foncée et qui a le plus de goût; en acheter une petite quantité, car c'est une épice qui vieillit mal.

PRÉPARATION

Faire revenir l'ail et l'oignon à feu doux pendant une minute dans l'huile d'olive.

Ajouter la viande et la farine de riz. Bien mélanger et faire cuire à feu doux quelques minutes.

Ajouter le vin blanc et porter à ébullition.

Ajouter le bouillon et le lait de riz, porter à ébullition et cuire à couvert à feu très doux jusqu'à ce que la cuisson de la viande soit parfaite (environ 75 minutes). Réserver la viande.

Ajouter le céleri et le cuire pendant 15 minutes.

Ajouter tous les autres légumes et les assaisonnements, toujours à couvert, cuire pendant un autre 30 minutes; 10 minutes avant la fin de la cuisson, ajouter la viande.

Diane Duchesne

Cuisses de poulet au gingembre

Pour 4 personnes

INGRÉDIENTS

½ tasse (125 ml) de farine de riz brun

2 c. à thé (10 ml) de paprika

3 gousses d'ail émincées

Sel et poivre noir

8 hauts de cuisse ou 8 pilons biologiques
sans peau

1 tasse (250 ml) de bouillon de poulet

½ tasse (125 ml) de jus d'orange

¾ tasse (190 ml) de vin rouge sec

1½ c. à soupe (20 ml) de gingembre
râpé

1 c. à soupe (15 ml) de sucanat

PRÉPARATION

Dans un bol, mélanger la farine, le
paprika, l'ail, du sel et du poivre.
Enrober le poulet avec cette
préparation.

Verser le bouillon, le jus d'orange et
le vin rouge dans une casserole.

Ajouter le poulet et le reste des
ingrédients.

Laisser mijoter à feu doux pendant
1½ heure ou jusqu'à ce que le poulet
soit bien cuit.

Servir sur un lit de riz brun.

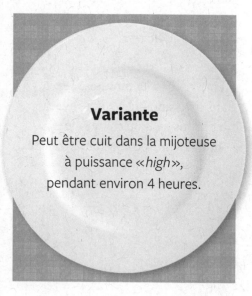

Variante

Peut être cuit dans la mijoteuse
à puissance «*high*»,
pendant environ 4 heures.

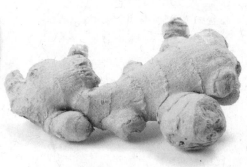

Chaudrée de poulet à la citronnelle

Pour 4 à 6 personnes

INGRÉDIENTS

1 gros oignon coupé en morceaux

4 grosses gousses d'ail émincées

2 c. à soupe (30 ml) d'huile d'olive

6 tiges de citronnelle coupées en deux sur la longueur

4 tasses (1 L) de bouillon de poulet maison

1 tasse (250 ml) d'eau

1 boîte de 13,5 oz (400 ml) de lait de coco

2 c. à thé (10 ml) de sel (pour un bouillon maison, ordinairement moins salé qu'un bouillon commercial)

Poivre au goût

1 c. à thé (5 ml) de harissa, ou plus ou moins selon le goût

1½ lb (675 g) de pommes de terre coupées en dés de 1 po (2 cm)

2 lbs (1 kg) de poitrine de poulet coupée en dés de 1 po (2 cm)

Jus d'une lime

Coriandre fraîche hachée

PRÉPARATION

Faire revenir l'oignon et l'ail dans l'huile d'olive quelques minutes. Y ajouter la citronnelle.

Incorporer tous les liquides et laisser mijoter à feu doux pendant 1 heure à découvert pour que toutes les saveurs se marient.

Passer le tout au tamis en appuyant très fortement avec une cuillère de bois pour en retirer tout le jus. On doit obtenir au moins 4 tasses (1 L) de bouillon.

Remettre le bouillon sur le feu en ajoutant le sel, du poivre, la harissa, les pommes de terre et le poulet.

Cuire à feu doux à couvert pendant au moins 30 à 45 minutes. Servir dans un grand bol à soupe avec un filet de jus de lime et 1 cuillère à soupe (15 ml) de coriandre fraîche.

Diane Duchesne

Cuisses de poulet à la thaï

Pour 4 personnes

INGRÉDIENTS

2 lbs (1 kg) de cuisses de poulet, sans la peau

½ tasse (125 ml) de bouillon de poulet

¼ tasse (65 ml) de beurre d'arachide

¼ tasse (65 ml) de sauce soja

2 c. à soupe (30 ml) de coriandre fraîche hachée

2 c. à soupe (30 ml) de jus de lime

1 piment fort, épépiné et haché finement ou ½ c. à thé (3 ml) de poivre de Cayenne

2 c. à thé (10 ml) de gingembre frais émincé

¼ tasse (65 ml) d'arachides ou noix de cajou broyées pour servir

Coriandre fraîche hachée pour servir

PRÉPARATION

Déposer les cuisses de poulet dans la mijoteuse. Dans un bol, bien mélanger le bouillon, le beurre d'arachide, la sauce soja, la coriandre, le jus de lime, le piment fort ou le poivre de Cayenne et le gingembre. Verser sur le poulet.

Mettre le couvercle et laisser cuire à basse température de 6 à 8 heures, ou jusqu'à ce que le poulet soit bien cuit.

Servir garni d'arachides ou de noix et de coriandre hachée.

N. B. : Le temps de cuisson d'une volaille peut être plus long dans le cas d'une grosse mijoteuse ou lorsque la proportion de viande brune l'emporte sur celle de viande blanche.

Côtelettes de porc aux fruits d'hiver

Pour 4 personnes

► **MIJOTEUSE** ◄

INGRÉDIENTS

1 c. à thé (5 ml) d'huile végétale

4 côtelettes de porc, de ¾ po (2 cm) d'épaisseur, le gras enlevé

1 tasse (250 ml) de jus d'orange

2 tasses (500 ml) de bouillon de poulet

1 c. à thé (5 ml) de sauce Worcestershire

1 c. à thé (5 ml) de gingembre frais râpé

½ c. à thé (3 ml) de piment de la Jamaïque moulu

½ c. à thé (3 ml) de cannelle

¼ lb (340 g) de fruits séchés mélangés

125 g.

PRÉPARATION

Huiler la cocotte de la mijoteuse. Y déposer les côtelettes et ajouter le reste des ingrédients.

Mettre le couvercle et faire cuire à faible intensité de 6 à 7 heures, jusqu'à ce que la viande soit tendre. Servir les côtelettes garnies avec les fruits séchés cuits.

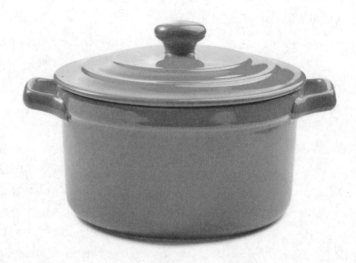

Sauce à la viande pour les spaghetti

Pour 6 à 8 personnes

▶ **MIJOTEUSE** ◀

INGRÉDIENTS

2 c. à soupe (30 ml) d'huile végétale

2 gros oignons hachés

4 branches de céleri coupées en dés

2 carottes broyées au robot

4 gousses d'ail hachées finement

1 c. à soupe (15 ml) de gingembre frais haché finement

1 c. à thé (5 ml) d'origan

½ c. à thé (3 ml) de basilic

¼ c. à thé (1 ml) de thym

1 petite feuille de laurier

1¼ lb (570 g) de bœuf haché maigre

1 boîte de 28 oz (796 ml) de tomates hachées

2 c. à thé (10 ml) de sucanat ou de sucre brut

½ tasse (125 ml) de bouillon de poulet chaud

1 boîte de 5½ oz (156 ml) de pâte de tomate

$\frac{1}{16}$ c. à thé (0,5 ml) de piment fort haché (facultatif)

Sel de mer brut gris et poivre au goût

PRÉPARATION

Faire chauffer l'huile dans une grande casserole. Ajouter les oignons, le céleri, les carottes, l'ail, le gingembre, les fines herbes et la feuille de laurier. Tout en remuant, faire cuire 4 à 6 minutes à feu doux.

Transférer dans la mijoteuse, ajouter le reste des ingrédients, y compris le bœuf haché, et bien assaisonner.

Bien mélanger le tout. Couvrir et cuire à faible intensité de 8 à 10 heures.

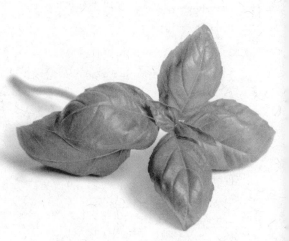

Boulettes de viande au curry

Pour 4 personnes

INGRÉDIENTS

Boulettes

1 lb (454 g) de bœuf haché

3 c. à soupe (45 ml) de farine de riz assaisonnée de sel et de poivre

1 oignon haché

2 gousses d'ail écrasées et hachées

2 c. à soupe (30 ml) de persil haché

1 œuf

1 c. à thé (5 ml) de sauce Worcestershire

½ c. à thé (3 ml) de piments rouges broyés

Sel et poivre

Sauce

1 c. à soupe (15 ml) d'huile d'olive

1 oignon émincé

1 c. à soupe (15 ml) de curry

1 c. à soupe (15 ml) de farine de riz de votre choix

2 tasses (500 ml) de bouillon de poulet chaud

3 c. à soupe (45 ml) de raisins secs

Sel et poivre

3 c. à soupe (45 ml) de noix de coco râpée, pour garnir

PRÉPARATION

Mettre tous les ingrédients pour la préparation des boulettes dans un bol, saler, poivrer. Mélanger au mélangeur électrique, à vitesse moyenne, pendant 3 à 4 minutes. Former des boulettes, rouler dans la farine et réserver.

La sauce: dans une poêle, verser l'huile et chauffer (elle ne doit pas être fumante). Dès que l'huile est chaude, ajouter l'oignon et faire cuire pendant 3 à 4 minutes. Ajouter le curry et continuer la cuisson pendant 2 à 3 minutes.

Ajouter la farine, mélanger le tout et ajouter le bouillon de poulet chaud. Saler, poivrer. Faire cuire à feu doux pendant 5 à 6 minutes.

Ajouter les boulettes de viande, les raisins secs, assaisonner au goût. Faire mijoter à feu doux pendant 10 à 15 minutes et servir décoré de noix de coco.

Poulet marocain

Pour 4 personnes

INGRÉDIENTS

- 2 tasses (500 ml) de bouillon de poulet
- 2 oignons hachés finement
- 3 gousses d'ail hachées finement
- 2 c. à soupe (30 ml) d'huile d'olive
- ½ c. à soupe (8 ml) d'épices pour couscous
- 1 pincée de piment rouge séché
- 4 cuisses de poulet, sans la peau
- 2 pommes de terre épluchées et coupées en deux
- 2 carottes épluchées et coupées en deux
- ¼ citron coupé en quartiers
- 2 tasses (500 ml) d'eau
- 1 tasse (250 ml) de trio de quinoa
- ¼ tasse (65 ml) de coriandre fraîche, hachée
- Sel et poivre au goût

PRÉPARATION

Préchauffer le four à 350 °F (180 °C)

Dans une casserole, faire chauffer le bouillon.

Dans une cocotte, faire revenir les oignons et l'ail pendant 2 à 3 minutes dans l'huile jusqu'à ce qu'ils deviennent translucides. Y ajouter les épices à couscous et le piment rouge. Cuire à feu doux 2 minutes en brassant. Transférer le contenu de la cocotte dans la mijoteuse et y verser le bouillon chaud. Mettre le poulet dans la cocotte. Ajouter les pommes de terre, les carottes, les quartiers de citron et l'eau. Couvrir et cuire à « *high* » pendant 4 à 6 heures. Dix minutes avant la fin de la cuisson, ajouter la coriandre fraîche.

Avant de servir, cuire le quinoa. On peut en rehausser la saveur en remplaçant la moitié de l'eau requise pour sa cuisson par du bouillon de poulet chaud.

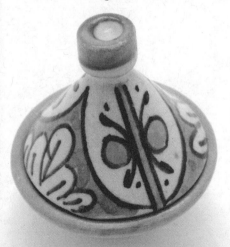

Les légumes

Les légumes ont une importance capitale dans le régime hypotoxique, car ils nous fournissent une partie importante des vitamines, antioxydants, sels minéraux, glucides, protéines et fibres si nécessaires au bon fonctionnement de notre corps. Les légumes jouent également un rôle essentiel dans le maintien de l'équilibre acido-basique de notre organisme tellement mis à mal par notre alimentation moderne basée sur les produits laitiers, les céréales et de grandes quantités de viandes. Lorsque nous métabolisons des légumes, il y a formation d'ions bicarbonate (HCO_3^-) (molécules alcalines) qui sont capables de neutraliser (rôle tampon) les excès d'ions H+ (molécules acidifiantes) provenant de notre alimentation moderne. Il a été clairement démontré que la consommation de légumes entraîne l'alcalinisation des liquides du corps, donc de l'urine, ce qui permet d'éliminer l'acide urique de l'organisme et de contrôler ainsi l'acidose métabolique impliquée dans le développement des maladies d'inflammation chronique.

Une consommation quotidienne appropriée de légumes (environ 10 oz ou 300 g) sera plus facile à atteindre si leur préparation est simple et s'ils sont agréables au goût. La majorité des recettes présentées ci-dessous se veut conforme à ce principe.

Les jus de légumes maison sont un moyen facile et agréable de consommer une bonne quantité de légumes. Par exemple, cinq jours sur sept, je commence mon dîner par un verre de jus provenant de quatre carottes et d'une branche de céleri pressés avec un extracteur à jus.

Mode de préparation pour les légumes cuits à la vapeur

Tous les légumes peuvent être cuits à la vapeur. Il existe différents types de cuiseur-vapeur ou étuveuses électriques sur le marché. Pour ma part, j'ai acheté le modèle Black&Decker dont je suis très satisfaite. Par contre, lorsque je reçois, j'opterais pour le modèle plus pratique qui comporte trois paniers de cuisson qui se superposent selon les besoins.

À part les choux de Bruxelles qui nécessitent de 10 à 15 minutes de cuisson et les légumes-racines, la plupart des légumes seront cuits *al dente* en 5 à 7 minutes. Comme la cuisson des légumes est passablement rapide, il vaut mieux la coordonner pour qu'ils soient prêts juste au moment de servir.

1 Laver les légumes et les couper en morceaux de la grosseur désirée.

2 Verser de l'eau dans le réservoir selon les indications du fabricant.

3 Mettre l'appareil en marche en réglant la minuterie à 3 minutes pour préchauffer l'eau.

4 Lorsque l'appareil est arrêté, lever le couvercle (avec des mitaines pour le four) et placer les légumes dans le panier de cuisson. Programmer le temps désiré. Les temps suggérés par le livret d'instruction du fabricant pour la cuisson des légumes sont beaucoup trop longs dans la plupart des cas. Il est préférable de prévoir un temps plus court, quitte à l'allonger si les légumes vous semblent trop fermes.

5 Dès que les légumes sont cuits, verser dessus un filet d'huile d'olive extra vierge et assaisonner avec des fines herbes, un peu de sel de l'Himalya et de poivre du moulin.

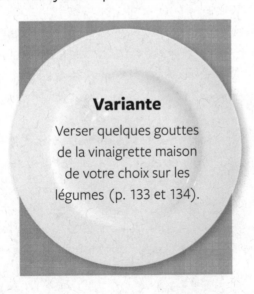

Variante

Verser quelques gouttes de la vinaigrette maison de votre choix sur les légumes (p. 133 et 134).

Choux de Bruxelles braisés au four

INGRÉDIENTS

Choux de Bruxelles (6 par personne)

Sel marin et poivre du moulin

Huile d'olive vierge

Jus de citron

Zeste de citron (facultatif)

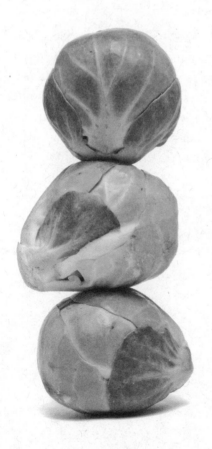

PRÉPARATION

Préparer les choux en retirant les feuilles extérieures flétries et en plongeant la pointe d'un petit couteau jusqu'au cœur du légume. Cela permet une cuisson uniforme du légume et élimine l'amertume.

Mettre les choux dans un plat allant au four, préférablement à bord élevé. Saler et poivrer les choux, arroser d'huile d'olive en quantité raisonnable ou selon le goût.

Arroser avec le jus de citron. Couvrir de papier aluminium et enfourner à 350 °F (180 °C) pour 30 minutes.

Servir nature ou arrosés d'un filet d'huile d'olive de qualité. Si les choux ne sont pas assez cuits, les laisser 10 minutes de plus. Avant d'enfourner, ajouter, si désiré, un peu de zeste de citron.

Haricots verts aux échalotes

Pour 8 personnes

INGRÉDIENTS

19 oz (570 g) de haricots verts

2 c. à soupe (30 ml) d'huile d'olive vierge

3 échalotes grises, coupées en fines rondelles

Sel

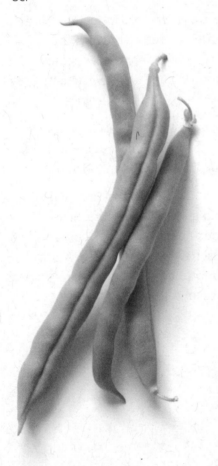

PRÉPARATION

Dans une grande casserole d'eau bouillante salée, cuire à découvert les haricots verts *al dente* (environ 5 minutes), les égoutter et les plonger dans de l'eau glacée. Dès qu'ils sont refroidis, les égoutter sur un linge propre.

Dans une grande poêle antiadhésive, sur feu moyen, chauffer l'huile et y faire revenir les échalotes jusqu'à ce qu'elles soient transparentes. Ajouter les haricots et cuire jusqu'à ce qu'ils prennent une jolie coloration. Saler au goût. Servir.

Purée de patates douces

Pour 4 personnes

INGRÉDIENTS

2 patates douces

¼ tasse (65 ml) de lait d'amande ou de lait de riz

1 c. à soupe (15 ml) de margarine Becel végétale

1 c. à soupe (15 ml) d'huile d'olive extra vierge

1 oignon vert émincé

1 c. à soupe (15 ml) de persil frais, haché

3 brins de ciboulette ciselés (facultatif)

¼ c. à thé (1 ml) de sel

1 pincée de poivre moulu

PRÉPARATION

Éplucher les patates douces et les couper en quatre.

Les faire cuire dans l'eau pendant 15 à 20 minutes, jusqu'à ce qu'elles soient tendres.

Réduire les patates bien chaudes en purée à la main avec un pilon, en ajoutant le lait, la margarine, l'huile.

Ajouter l'oignon vert, le persil, la ciboulette, le sel, le poivre et bien mélanger manuellement ou au mélangeur à main.

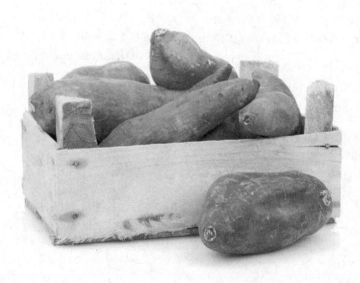

Ratatouille au four

INGRÉDIENTS

1 aubergine moyenne d'environ 12 oz (360 g)

2 grosses tomates bien mûres

2 oignons moyens

½ lb (225 g) de courgettes

1 gros poivron rouge ou vert

2 à 4 gousses d'ail (selon le goût)

4 c. à soupe (60 ml) d'huile d'olive vierge et plus pour huiler le plat

Sel et poivre au goût

PRÉPARATION

Préchauffer le four à 375 °F (190 °C)

Peler l'aubergine et la couper en tranches de ½ po (1¼ cm) d'épaisseur.

Tremper les tomates dans de l'eau bouillante pendant 5 minutes, peler et trancher.

Trancher finement les oignons et les courgettes, idéalement avec une mandoline.

Couper le poivron en lamelles minces.

Hacher finement l'ail et l'incorporer à l'huile.

Badigeonner avec un peu d'huile un plat en pyrex de 10 × 5 × 3 po (25 × 19 × 7,5 cm) allant au four.

Placer les légumes par étage en badigeonnant chaque étage d'huile et en saupoudrant d'un peu de sel et de poivre.

Couvrir et cuire au four à température moyenne pendant environ 1 heure.

Lorsque refroidi, presser dans une passoire posée sur un bol et conserver le liquide pour l'incorporer dans une soupe ou une sauce. Conserver la ratatouille au réfrigérateur.

On peut la servir froide ou chaude sur des feuilles de laitue comme entrée ou telle quelle en plat d'accompagnement. Jacqueline apprécie cette préparation sur ses rôties le matin.

Sauce tomate classique

Donne environ 2 lbs (1 kg) de sauce

INGRÉDIENTS

2 petits oignons émincés

4 gousses d'ail hachées

¼ tasse (65 ml) d'huile d'olive (ou plus pour une sauce plus riche)

5 lbs (2 kg) de tomates pelées et épépinées

7 ou 8 feuilles de basilic frais

Sel marin

PRÉPARATION

Faire cuire les oignons et l'ail dans l'huile d'olive à feu modéré pendant 2 à 3 minutes.

Réduire les tomates entières en purée directement dans le plat de cuisson ou les passer très brièvement (ne pas les liquéfier) au robot pour en faire une purée assez brute avant de les ajouter aux oignons.

Ajouter les feuilles de basilic et laisser mijoter à feu doux pendant 15 minutes. Pour une sauce plus épaisse, laisser mijoter 5 minutes de plus. Sinon, retirer les feuilles de basilic et mettre en pot.

Cette sauce se conserve environ deux ou trois jours au frigo et jusqu'à trois mois au congélateur.

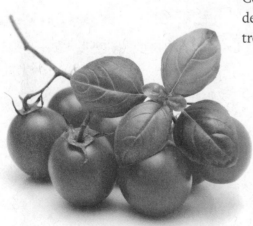

Beignets de courgettes

Pour 4 à 6 personnes

INGRÉDIENTS

2 lbs (1 kg) de courgettes

4 œufs

1 ½ tasse (170 g) de farine de riz brun,
   ou plus au besoin

1 bouquet d'aneth

1 bouquet de persil

Huile d'olive

Sel et poivre

PRÉPARATION

Râper les courgettes et les laisser
dégorger pendant une heure.

Dans un bol, mélanger tous les
ingrédients, vérifier la consistance, la
pâte ne doit pas être liquide, ajouter
de la farine au besoin.

Faire chauffer l'huile dans une poêle
et y verser le mélange par cuillerées.
La cuisson demande quelques
minutes de chaque côté. Les beignets
doivent avoir une belle couleur dorée.

Riz aux légumes

Pour 2 personnes

INGRÉDIENTS

½ petit oignon

1 oignon vert

¼ branche de céleri

1 c. à soupe (15 ml) d'huile d'olive ou de
   noix de coco

½ tasse (125 ml) de riz cru

1 tasse (250 ml) de bouillon de poulet

1 gousse d'ail émincée

½ feuille de laurier

½ clou de girofle

PRÉPARATION

Préchauffer le four à 350 °F (180 °C).

Laver et hacher finement les légumes.

Les faire revenir légèrement dans l'huile.

Verser le riz cru sur les légumes.

Ajouter le bouillon, l'ail, le laurier
et le clou de girofle.

Cuire au four 25 minutes dans un plat
en pyrex couvert.

Quinoa aux légumes à la mijoteuse

Pour 4 personnes

INGRÉDIENTS

2 carottes tranchées

1 courge musquée moyenne, pelée et coupée en dés de 1 po (2,5 cm)

1 oignon moyen haché

2¼ tasses (565 ml) de pois chiches en conserve, rincés et égouttés

19 oz (540 g) de tomates en conserve, coupées en dés, avec leur jus

1 tasse (250 ml) de bouillon de légumes ou de poulet

½ tasse (125 ml) de pruneaux dénoyautés hachés

1 c. à thé (5 ml) de cannelle

½ c. à thé (3 ml) de flocons de piment rouge

2 c. à soupe (30 ml) de persil frais (ou de coriandre) haché

Sel et poivre

Quinoa de 2 ou 3 couleurs préalablement cuit dans l'eau

PRÉPARATION

Mettre dans la mijoteuse les carottes, la courge, l'oignon, les pois chiches, les tomates et leur jus, le bouillon, les pruneaux, la cannelle et les flocons de piment rouge; bien mélanger.

Mettre le couvercle et laisser cuire à basse température de 6 à 8 heures ou à haute température de 3 à 4 heures, jusqu'à ce que les légumes soient tendres.

Avant de servir, incorporer le persil ou la coriandre, saler et poivrer au goût. Servir chaud sur un lit de quinoa cuit et chaud. Pour la cuisson du quinoa, suivre les instructions sur le contenant.

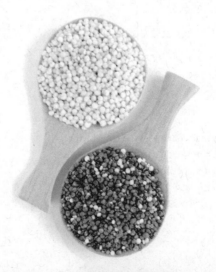

Hamburger végé

Pour environ 8 personnes

INGRÉDIENTS

1 tasse (250 ml) de lentilles cuites

½ tasse (125 ml) de kacha (sarrasin) cuit

½ tasse (125 ml) de trio de quinoa cuit

½ tasse (125 ml) de carottes râpées

½ tasse (125 ml) d'oignon haché menu

½ tasse (125 ml) de chapelure de galette de riz brun (moulue au robot)

½ tasse (125 ml) de piment jalapino coupé menu (ou moins, au goût)

3 c. à soupe (45 ml) de farine de tapioca

3 c. à soupe (45 ml) de menthe fraîche hachée

1 c. à thé (5 ml) de coriandre moulue

2 c. à thé (10 ml) de sumac*

1 c. à thé (5 ml) de sel

Poivre au goût

1 œuf entier et 2 jaunes d'œufs battus

Huile pour la cuisson

PRÉPARATION

Mettre dans un bol tous les ingrédients, sauf les œufs, et bien mélanger. Battre les œufs et les incorporer au mélange. Faire des galettes de 1 po d'épaisseur (mettre des gants en plastique léger facilite cette opération).

Faire chauffer l'huile d'olive dans une poêle antiadhésive et faire cuire les galettes à feu doux 20 minutes de chaque côté jusqu'à coloration.

Diane Duchesne

*Le sumac est une épice rouge ou brune ajoutée au moment où l'on met tous les ingrédients dans le bol. Il peut être remplacé par un peu de zeste de citron, de cari ou de curcuma.

N. B.: On peut faire cuire les galettes à l'avance et les réchauffer à 300 °F (150 °C) pendant 10 à 15 minutes.

Les salades et vinaigrettes

Lorsque l'on désire prendre un repas léger, les salades sont un choix intéressant. Manger une salade est une façon agréable de consommer des légumes crus. Quatre des salades présentées peuvent tenir lieu de repas complet bien que léger.

Réussir une vinaigrette qui ne dénature pas le plat tout en rehaussant subtilement les saveurs est, à mon avis, extrêmement difficile. Peu de restaurants réussissent ce tour de force. En espérant que celles présentées ici sauront vous plaire...

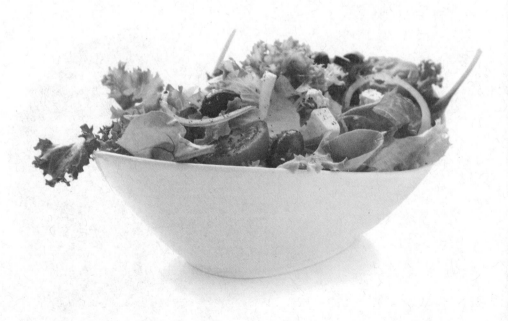

Salade de chou

Pour 4 personnes

INGRÉDIENTS

½ chou émincé

1 grosse carotte râpée

2 branches de céleri finement émincées

2 oignons verts émincés

1 c. à soupe (15 ml) de graines de céleri

Sauce crémeuse

½ tasse (125 ml) de mayonnaise

¼ tasse (65 ml) de vinaigre de cidre

2 c. à soupe (30 ml) de sucanat

½ c. à thé (3 ml) de sauce Worcestershire

½ c. à thé (3 ml) de sel

½ c. à thé (3 ml) de poivre

PRÉPARATION

Mettre dans un bol tous les ingrédients de la salade et mélanger.

Dans un autre bol, mélanger les ingrédients de la sauce à l'aide d'un fouet et verser sur la salade de chou.

Réfrigérer au moins 4 heures avant de servir.

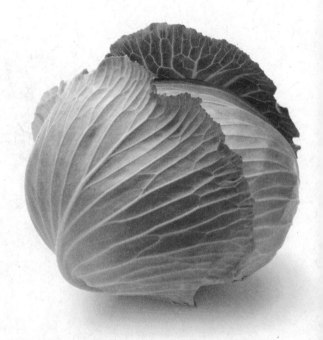

Salade de pommes de terre aux noix

Pour 4 personnes

INGRÉDIENTS

3 pommes de terre pelées, cuites et coupées en dés

1 pomme pelée et coupée en dés

1 branche de céleri tranchée finement

½ tasse (125 ml) de lentilles vertes en boîte, égouttées

4 échalotes émincées

⅓ tasse (90 ml) de noix de Grenoble rôties et écrasées grossièrement

1 pincée de noix de muscade

Vinaigrette crémeuse au yogourt

½ c. à thé (3 ml) de jus de citron frais

⅓ tasse (85 ml) de yogourt de soja

2 c. à soupe (30 ml) de mayonnaise

2 c. à thé (10 ml) de vinaigre de vin blanc ou de vinaigre balsamique blanc

3 c. à soupe (45 ml) de crème de soja*

2 c. à thé (10 ml) de moutarde de Meaux**

Sel et poivre

*Préparation commerciale ou yogourt de soja égoutté.

**Moutarde à l'ancienne dans laquelle les graines de moutarde sont visibles, un goût exceptionnel en cuisine.

PRÉPARATION

Mettre délicatement tous les ingrédients de la salade à l'exception de la muscade dans un grand saladier.

Verser le jus de citron dans le yogourt de soja et bien mélanger.

Mettre dans un bol tous les ingrédients de la vinaigrette et bien mélanger à l'aide d'un fouet. Assaisonner et réserver au réfrigérateur.

Au moment de servir, mouiller la salade avec la vinaigrette crémeuse au yogourt. Mélanger délicatement. Servir dans des bols individuels et garnir chaque portion d'un peu de noix de muscade râpée.

Salade de quinoa aux crevettes nordiques et à la coriandre

Pour 4 personnes

INGRÉDIENTS

1 tasse (250 ml) de quinoa de 2 ou 3 couleurs

½ tasse (125 ml) de jus d'orange

2½ tasses (625 ml) de crevettes nordiques décortiquées

½ poivron rouge, haché finement

3 oignons verts émincés

Coriandre fraîche au goût, hachée grossièrement

2 c. à soupe (30 ml) de jus de lime ou de citron

2 c. à soupe (30 ml) d'huile d'olive extra vierge

Sel et poivre

Feuilles de laitue frisée ou de jeunes épinards (facultatif)

PRÉPARATION

Bien rincer le quinoa et égoutter.

Dans une casserole, mettre le quinoa, le jus d'orange, 1½ tasse (375 ml) d'eau et une pincée de sel. Couvrir et porter à ébullition. Faire mijoter sur feu doux environ 15 minutes ou jusqu'à ce que le liquide soit absorbé.

Laisser reposer à couvert de 5 à 10 minutes. Étendre le quinoa sur une plaque et laisser refroidir.

Dans un grand bol, mélanger le quinoa refroidi, les crevettes, le poivron, les oignons verts, la coriandre, le jus de lime ou de citron et l'huile d'olive. Saler et poivrer au goût. Servir sur des feuilles de laitue ou d'épinards, si désiré.

Salade de betteraves

Pour 6 à 8 personnes (en accompagnement)

INGRÉDIENTS

- 3 tasses (750 ml) de betteraves
- 1 tasse (250 ml) d'oignon rouge haché
- 1 gousse d'ail hachée
- 3 c. à soupe (45 ml) de raifort
- 3 c. à soupe (45 ml) d'huile d'olive extra vierge

PRÉPARATION

Envelopper individuellement les betteraves dans du papier aluminium et cuire au four à 300 °F (150 °C). La cuisson nécessite plus ou moins 2 heures selon leur taille. Au toucher, on peut voir si elles sont cuites.

Les laisser refroidir dans le papier aluminium avant d'enlever la pelure et de les couper en dés.

Dans un bol, mélanger tous les ingrédients. Réfrigérer plusieurs heures avant de servir.

Diane Duchesne

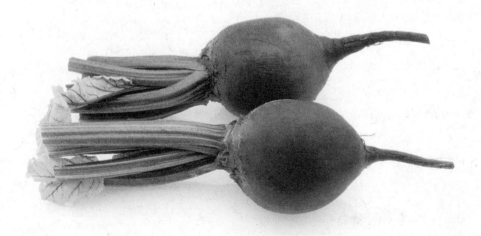

Salade de persil et de pois chiches à la grecque

Pour 6 personnes

INGRÉDIENTS

1 tasse (250 ml) de quinoa de
   2 ou 3 couleurs

3 oignons verts émincés

3 tomates épépinées et coupées en dés

1 bouquet de persil frais, bien lavé et
   haché grossièrement

1 bouquet de menthe fraîche, bien lavée
   et hachée grossièrement

½ poivron vert coupé en petits dés

½ concombre anglais coupés
   en petits dés

1 boîte de 19 oz (540 ml) de pois
   chiches, bien rincés

2 carottes râpées

Vinaigrette

⅔ tasse (170 ml) d'huile d'olive

1 tasse (250 ml) de crème de soja*

¼ tasse (65 ml) de jus de citron frais

2 c. à thé (10 ml) d'ail haché finement

Sel et poivre au goût

PRÉPARATION

Laver le quinoa en le faisant tremper quelques secondes dans un bol d'eau. Égoutter sur une étamine placée dans une passoire. Faire cuire le quinoa dans 1½ fois son volume d'eau non salée (on sale à la fin de la cuisson) pendant 15 minutes. Puis laisser reposer 5 minutes sur feu éteint, sans soulever le couvercle, pour permettre de gonfler.

Mettre dans un bol tous les ingrédients de la salade, y compris le quinoa cuit, et bien mélanger.

Mélanger à l'aide d'un fouet les ingrédients de la vinaigrette et bien assaisonner. Laisser reposer au moins 30 minutes.

Au moment de servir, arroser la salade avec la vinaigrette et mélanger.

*Crème de soja commerciale ou maison
(voir recette p. 162).

Salade d'épinards et d'asperges

Pour 6 personnes

INGRÉDIENTS

1 botte d'asperges

12 tasses (3 L) de jeunes épinards

¼ tasse d'aneth, finement haché

2 œufs durs râpés finement

Vinaigrette à l'orange

3 c. à soupe (45 ml) d'oignons verts
finement hachés

3 c. à soupe (45 ml) de concentré de jus
d'orange surgelé, non dilué, décongelé

Sel et poivre

¼ tasse (65 ml) d'huile d'olive vierge

PRÉPARATION

Vinaigrette: dans un bol de taille moyenne, ajouter les oignons verts au concentré de jus d'orange. Saler et poivrer. Verser l'huile graduellement en fouettant jusqu'à émulsion.

Salade: verser de l'eau dans une cocotte et porter à ébullition sur feu vif.

Enlever les parties dures des asperges. Plonger les pointes d'asperges dans l'eau en ébullition. Faire bouillir jusqu'à ce qu'elles soient cuites mais encore légèrement croquantes, de 2 à 5 minutes si elles sont très minces ou de 7 à 10 minutes si elles ont un diamètre de la taille d'un doigt.

Égoutter les asperges et les plonger sans tarder dans de l'eau glacée. Dès qu'elles sont froides, les assécher avec du papier absorbant. Réserver.

Mettre les épinards dans un grand saladier. Ajouter les asperges coupées en morceaux de la taille de bouchées. Mélanger. Ajouter l'aneth, arroser de vinaigrette et remuer. Parsemer d'œufs durs râpés.

Salade de concombre et de carotte

Pour 2 personnes

INGRÉDIENTS

- 1½ c. à soupe (23 ml) d'huile d'olive extra vierge
- 1 c. à soupe (15 ml) de vinaigre de vin blanc
- 1 oignon haché finement
- 1½ c. à soupe (23 ml) de persil frais haché finement
- 1 concombre anglais râpé, à température ambiante
- 1 carotte râpée
- Sel et poivre
- 1½ c. à soupe (23 ml) de coriandre fraîche hachée finement

PRÉPARATION

Dans un bol, bien mélanger l'huile et le vinaigre. Ajouter l'oignon et le persil.

Mettre le concombre râpé dans un tamis et presser pour enlever l'excédent d'eau. Éponger.

Ajouter le concombre et la carotte au bol d'oignon-persil et mélanger. Saler et poivrer.

On peut réserver ce mélange quelques heures au réfrigérateur si on veut préparer la salade à l'avance. Ramener à température ambiante avant de servir. Garnir de coriandre fraîche.

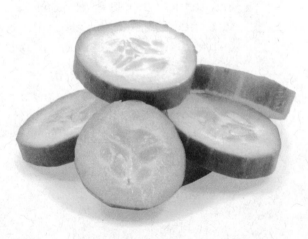

Vinaigrette à l'ail

Pour 2 personnes

INGRÉDIENTS

- 1 c. à soupe (15 ml) de vinaigre balsamique brun ou blanc, au goût

- 3 c. à soupe (45 ml) d'huile d'olive extra vierge

- 1 gousse d'ail finement hachée

- 1 c. à thé (5 ml) de moutarde de Dijon

- 2 c. à soupe (30 ml) de crème de soja* (facultatif)

- 2 c. à soupe (30 ml) de ciboulette fraîche, hachée

PRÉPARATION

Battre le vinaigre balsamique et l'huile d'olive avec un fouet jusqu'à émulsion.

Ajouter les autres ingrédients et bien mélanger.

Laisser reposer au réfrigérateur pendant environ 2 heures avant utilisation.

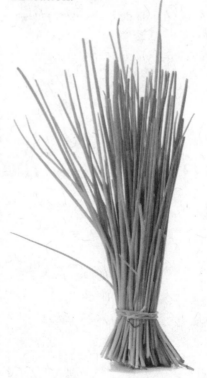

*La crème de soja adoucit la vinaigrette.

Vinaigrette à l'orange et au gingembre

INGRÉDIENTS

⅓ tasse (85 ml) de jus d'orange

¼ tasse (65 ml) de jus de lime

1 c. à thé (5 ml) de moutarde de Meaux

1 c. à thé (5 ml) de gingembre frais haché finement

¾ tasse (190 ml) d'huile d'olive extra vierge

½ tasse (125 ml) de mayonnaise

2 c. à thé (10 ml) de mélange d'épices à l'ancienne (Marie Michèle)

Sel de l'Himalaya ou de mer gris et poivre du moulin

PRÉPARATION

Mélanger tous les ingrédients, sauf l'huile, la mayonnaise et les épices. Passer au mélangeur pour réduire le gingembre en fines particules.

Incorporer l'huile au fouet suivi de la mayonnaise. Assaisonner avec les épices, du sel et du poivre.

Laisser reposer au réfrigérateur 1 à 2 heures.

Cette vinaigrette douce est également agréable sur les poissons.

Vinaigrette orientale

INGRÉDIENTS

½ tasse (125 ml) d'huile d'olive

¼ tasse (65 ml) de vinaigre de riz

1 gousse d'ail hachée

Quelques gouttes d'huile de sésame noir

PRÉPARATION

Fouetter l'huile et le vinaigre, ajouter les autres ingrédients et bien mélanger.

Laisser reposer au réfrigérateur pendant environ 2 heures.

Les pains, muffins, crêpes et autres

Le pain a une grande importance en Occident. Conséquemment, pour toute personne désirant adopter le régime hypotoxique, le problème majeur est de trouver un pain qui ne contient aucune céréale ou autres ingrédients non conformes à ce régime tout en étant savoureux et nourrissant. La très grande majorité des pains commerciaux ne remplissent pas ces critères. Mon expérience du régime, qui a débuté en 2007, n'a pas été facile sur ce plan et les deux seuls pains convenables que j'avais finalement trouvés ont cessé d'être distribués au moment où paraissait mon premier livre. Malgré les nombreux échecs que j'avais cumulés au cours des années précédentes, je suis retournée à mon robot boulanger avec la ferme intention de réussir un pain qui serait agréable au goût et nourrissant. L'objectif a finalement été atteint puisque la majorité des commentaires des lecteurs de mon blogue à l'égard de ce pain sont positifs. Il restait toutefois à satisfaire la demande des lecteurs qui, pour une raison ou une autre, veulent faire cuire leur pain dans un four traditionnel. Cette mission a été relevée avec succès par Diane Duchesne. Grâce au Web, nous disposons maintenant d'une grille, reproduite dans le présent ouvrage aux pages 25 et 26, qui explique les caractéristiques des différentes farines et leurs combinaisons possibles. À partir de cette grille, les lecteurs pourront cuire des pains qui répondent plus particulièrement à leurs goûts personnels.

Vous trouverez également des recettes de muffins et de crêpes qui ont été élaborées exclusivement par Louise Labrèche et Diane Duchesne.

Pain de riz brun

INGRÉDIENTS

1 ³⁄₈ tasse (de 350 à 375 ml) d'eau chaude*

2 œufs**, biologiques de préférence

2 c. à soupe (30 ml) d'huile d'olive vierge

1½ c. à thé (8 ml) de sel marin gris non raffiné

1 c. à soupe (15 ml) de miel

1½ c. à thé (8 ml) de vinaigre de riz

3 c. à soupe (45 ml) de graines de lin moulues

1 c. à soupe (15 ml) de gomme de xanthane ou de guar

1½ tasse (375 ml) de farine de tapioca

1½ tasse (375 ml) de farine de riz brun

1 c. à soupe (15 ml) de poudre à pâte

1 c. à soupe (15 ml) de levure pour four à pain ou rapide

*Durant les périodes humides d'été, utiliser 350 ml d'eau car la farine de riz absorbe l'humidité de l'air.

**Pour les personnes intolérantes aux œufs, les remplacer par 4 c. à soupe (60 ml) de compote de pommes (voir la recette page suivante).

PRÉPARATION

Installer le moule dans le robot boulanger.

Faire chauffer l'eau au micro-ondes pendant 50 à 70 secondes.

Verser les œufs (ou la compote de pommes) dans l'eau chaude, les battre et verser le tout dans le moule du robot boulanger.

Ajouter les autres ingrédients en suivant l'ordre d'apparition sur la liste.

Si votre robot boulanger est un Black&Decker modèle B2300, démarrer le cycle de cuisson rapide (n° 2), pain de 2 lbs, croute foncée et mettre l'appareil en marche. La cuisson durera 1 heure 28 minutes et votre pain devrait être cuit juste à point. S'il s'agit d'un autre modèle, choisir un cycle rapide et déterminer par expérimentation les meilleures conditions.

Lorsque la cuisson est terminée, renverser le moule sur une grille et laisser refroidir 1 à 2 heures. Envelopper le pain dans du papier

absorbant ou un linge, mettre dans
un sac de plastique et conserver au
réfrigérateur.

Compote de pommes

INGRÉDIENTS

4 pommes (environ 1½ lb ou 650 g)

¾ tasse (190 ml) d'eau

PRÉPARATION

Couper les pommes en quartiers
et enlever les pépins. Conserver la
pelure.

Verser l'eau dans une casserole et
ajouter les pommes.

Cuire sur feu doux environ 15
minutes ou jusqu'à ce que les
pommes ramolissent.

Broyer le tout dans le mélangeur.

Conserver 2 à 3 jours au réfrigérateur
ou plusieurs semaines au congélateur
dans des petits contenants.

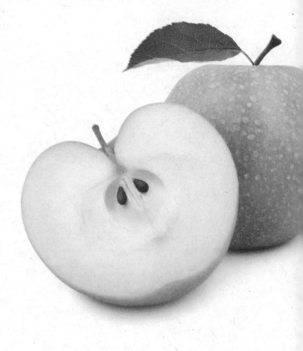

Pain de riz brun cuit au four traditionnel

INGRÉDIENTS

1½ tasse (375 ml) de farine de riz brun

1½ tasse (375 ml) de farine de tapioca

1 c. à soupe (15 ml) de gomme de guar ou de xanthane

2 c. à thé (10 ml) de levure rapide

1½ tasse (375 ml) d'eau

1 c. à thé (5 ml) de miel

1 c. à thé (5 ml) de sel

1 c. à soupe (15 ml) de vinaigre de riz

3 c. à soupe (45 ml) d'huile d'olive et plus pour huiler le moule

1 œuf battu

3 c. à soupe (45 ml) de graines de lin moulues

*Une lectrice qui, d'autre part, utilise la levure traditionnelle, préfère laisser lever le pain au moins 1 heure pour obtenir un pain moins compact.

PRÉPARATION

Mélanger toutes les farines, la gomme de guar ou de xanthane et la levure.

Chauffer l'eau au micro-ondes 1½ minute, incorporer le miel, le sel, le vinaigre, l'huile, l'œuf, les graines de lin et bien mélanger.

Ajouter les deux tiers de la farine graduellement et mélanger 1 minute.

Recouvrir d'un linge et laisser lever 15 minutes.

Ajouter le reste de la farine et mélanger pendant 1 à 2 minutes.

Verser le mélange dans un grand moule à pain de 9 × 5 × 3 po (22,5 × 12,5 × 7 cm) recouvert de papier parchemin que vous ferez dépasser de 2 pouces.

Chauffer 2 tasses (500 ml) d'eau 3 minutes au micro-ondes et ensuite y placer à côté votre pain à lever pendant 30 minutes*.

Pendant ce temps, préchauffer le four à 400 °F (200 °C).

Cuire le pain pendant 30 minutes.

Retirer du four, démouler et laisser refroidir sur une grille.

Conserver au réfrigérateur enveloppé dans un linge et un sac en plastique.

Diane Duchesne

Pain aux 6 farines cuit au four traditionnel

INGRÉDIENTS

1½ tasse (375 ml) de farine bio (Ma vie sans gluten Priméal*) (riz blanc et châtaigne)

½ tasse (125 ml) de farine de quinoa*

½ tasse (125 ml) de farine de sarrasin

½ tasse (125 ml) de farine de tapioca

1 c. à soupe (15 ml) de gomme de guar ou de xanthane

1¾ tasse (440 ml) d'eau**

2 c. à thé (10 ml) de levure rapide

1 c. à thé (5 ml) de miel

1 c. à thé (5 ml) de sel

1 c. à soupe (15 ml) de vinaigre de riz

3 c. à soupe (45 ml) d'huile d'olive et plus pour huiler le moule

1 œuf

3 c. à soupe (45 ml) de graines de lin moulues

*Il y a plusieurs marques de farines sans gluten. Pour le quinoa, je préfère la marque Markal, car elle est moulue plus finement.

**La texture du pain peut changer avec la quantité d'eau. Si on préfère une mie plus humide, on ajoute quelques cuillères à soupe d'eau. Au contraire, pour une mie plus sèche, on en enlève quelques-unes.

PRÉPARATION

Bien mélanger toutes les farines, la gomme de guar ou de xanthane et la levure.

Faire chauffer l'eau au micro-ondes 1 minute, incorporer le miel, le sel, le vinaigre, l'huile, l'œuf, les graines de lin et bien mélanger.

Ajouter les deux tiers de la farine graduellement et mélanger 1 minute. Recouvrir d'un linge et laisser lever 15 minutes.

Ajouter le reste de la farine et mélanger pendant 1 à 2 minutes.

Verser le mélange dans un grand moule à pain de 9 × 5 × 3 po (22,5 × 12,5 × 7 cm) recouvert de papier parchemin que vous ferez dépasser de 2 pouces.

Chauffer 2 tasses (500 ml) d'eau 3 minutes dans le micro-ondes et y placer à côté votre pain à lever pendant 30 minutes.

Pendant ce temps, préchauffer le four à 400 °F (200 °C).

Cuire le pain pendant 30 minutes.

Retirer du four, démouler et laisser refroidir sur une grille.

Mettre au frigo enveloppé dans un linge et un sac en plastique.

Diane Duchesne

Pain aux 5 farines cuit au robot boulanger

INGRÉDIENTS

1¾ tasse (440 ml) d'eau

2 œufs*, biologiques de préférence

2 c. à soupe (30 ml) d'huile d'olive vierge

1½ c. à thé (8 ml) de sel marin gris non raffiné

1 c. à soupe (15 ml) de miel

1½ c. à thé (8 ml) de vinaigre de riz

3 c. à soupe (45 ml) de graines de lin moulues

1 c. à soupe (15 ml) de gomme de guar ou de xanthane

1½ tasse (375 ml) de farine Priméal (riz blanc et chataîgne)

½ tasse (125 ml) de farine de quinoa

½ tasse (125 ml) de farine de riz brun

¼ tasse (65 ml) de farine de tapioca

¼ tasse (65 ml) de farine de teff

1 c. à soupe (15 ml) de poudre à pâte

1 c. à soupe (15 ml) de levure pour four à pain ou rapide

*Pour les personnes intolérantes aux œufs, les remplacer par 4 c. à soupe (60 ml) de compote de pommes (voir la recette p. 139).

PRÉPARATION

Installer le moule dans le robot boulanger.

Faire chauffer l'eau dans le micro-ondes pendant 50 à 70 secondes.

Verser les œufs (ou la compote de pommes) dans l'eau chaude, les battre et verser dans le moule du robot boulanger.

Ajouter les autres ingrédients en suivant l'ordre d'apparition sur la liste.

Si votre robot boulanger est un Black&Decker de modèle B2300, démarrer le cycle de cuisson rapide (n° 2), pain de 2 lbs, croûte foncée et mettre l'appareil en marche. La cuisson durera 1 heure 28 minutes et votre pain devrait être cuit juste à point. S'il s'agit d'un autre robot, choisir un cycle rapide et déterminer par expérimentation les meilleures conditions.

Lorsque la cuisson est terminée, renverser le moule sur une grille et laisser refroidir 1 à 2 heures. Envelopper le pain dans du papier absorbant ou un linge, mettre dans un sac de plastique et conserver au réfrigérateur.

Pain aux raisins cuit au four traditionnel

INGRÉDIENTS

1 tasse (250 ml) de farine de riz blanc

¾ tasse (190 ml) de poudre d'amande

¼ tasse (65 ml) de farine de millet

¼ tasse (65 ml) de farine d'amarante

¼ tasse (65 ml) de farine de tapioca

½ tasse (125 ml) de farine de quinoa

1 c. à soupe (15 ml) de gomme de guar
    ou de xanthane

1 c. à soupe (15 ml) de levure rapide

1¾ tasse (440 ml) d'eau

3 c. à soupe (45 ml) de miel

1 c. à thé (5 ml) de sel

1 c. à soupe (15 ml) de vinaigre de riz

4 c. à soupe (60 ml) d'huile d'olive

1 œuf entier et 2 jaunes d'œufs battus

2 tasses (500 ml) de raisins secs
    enfarinés avec 2 c. à soupe (30 ml)
    de farine de riz

PRÉPARATION

Bien mélanger toutes les farines,
la poudre d'amande, la gomme de guar
ou de xanthane et la levure.

Chauffer l'eau au micro-ondes 1 minute,
incorporer le miel, le sel, le vinaigre,
l'huile, les œufs battus et bien mélanger.

Ajouter les deux tiers de la farine
graduellement et mélanger 1 minute.

Recouvrir d'un linge et laisser lever
15 minutes.

Ajouter les raisins secs enfarinés et bien
mélanger. Ajouter le reste de la farine et
mélanger pendant 1 à 2 minutes.

Verser le mélange dans deux petits
moules à pain huilés ou recouvert de
papier parchemin d'environ 4,5 × 2,5 ×
3 po (11 × 6 × 5 cm) ou dans une tasse
huilée à mesurer de 8 tasses (2 L).

Chauffer 2 tasses (500 ml) d'eau 3
minute dans le micro-ondes et ensuite
y placer également votre pain à lever
pendant 30 minutes.

Pendant ce temps, préchauffer le four
à 400 °F (200 °C).

Cuire le pain 20 à 25 minutes dans les
petits moules ou 30 minutes dans la
tasse à mesurer. Dix minutes avant la fin,
couvrir le pain d'un papier aluminium
pour l'empêcher de trop brunir.

Retirer du four et démouler, puis
laisser refroidir sur une grille.

Conserver au réfrigérateur enveloppé
dans un linge et un sac plastique.

Diane Duchesne

Muffins aux pommes

Donne 12 muffins

INGRÉDIENTS

1 tasse (250 ml) de farine de riz brun

½ tasse (125 ml) de farine de millet

½ tasse (125 ml) de poudre d'amande

¼ tasse (65 ml) de farine de tapioca

1 c. à soupe (15 ml) de gomme de guar
ou de xanthane

1 c. à soupe (15 ml) de poudre à pâte

½ c. à thé (3 ml) de cannelle

1 pincée de sel

2 œufs battus

¾ tasse (190 ml) de lait d'amande
ou de riz

⅔ tasse (170 ml) d'huile d'olive

½ tasse (125 ml) de compote de
pommes

1 c. à thé (5 ml) de vanille

3 grosses pommes râpées

PRÉPARATION

Préchauffer le four à 400 °F
(200 °C).

Mélanger les farines, la gomme de
guar ou de xanthane, la poudre à
pâte, la cannelle et le sel.

Dans un bol, mélanger les œufs, le
lait, l'huile, la compote, la vanille et
les pommes râpées et verser sur les
ingrédients secs. Mélanger pour que
la pâte soit homogène, sans plus.

Remplir les moules à muffins, cuire
au four pendant 25 à 30 minutes.

Démouler et servir chaud.

Diane Duchesne

Muffins aux bleuets et au citron

Donne 12 muffins

INGRÉDIENTS

1 tasse (250 ml) de farine de riz

¼ tasse (65 ml) de farine de tapioca

¼ tasse (65 ml) de poudre d'amande

1 c. à thé (5 ml) de gomme de guar ou xanthane

2 c. à thé (10 ml) de poudre à pâte

½ c. à thé (3 ml) de sel

½ tasse (125 ml) de margarine

⅓ tasse (85 ml) de sucre brut

¾ tasse (190 ml) de lait végétal

1 c. à soupe de jus de citron

Zeste d'un citron

2 œufs

1 tasse (250 ml) de bleuets frais ou surgelés

PRÉPARATION

Préchauffer le four à 350 °F (180 °C).

Huiler un moule à 12 muffins.

Mélanger les farines, la poudre d'amande, la gomme de guar ou de xanthane, la poudre à pâte et le sel dans un bol.

Dans un autre bol, mélanger à l'aide d'un batteur électrique la margarine, le sucre et le zeste de citron. Ajouter les œufs un à la fois en fouettant, puis le jus de citron. Incorporer les ingrédients secs en alternant avec le lait. Ajouter les bleuets à la préparation.

Remplir aux trois quarts les moules à muffins.

Saupoudrer de sucre brut et décorer de 3 ou 4 gros bleuets.

Cuire 35 à 40 minutes.

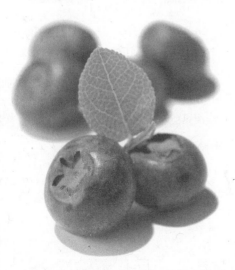

Muffins à l'orange et aux canneberges

Donne 10 muffins

INGRÉDIENTS

1 tasse (250 ml) de farine de riz

⅓ tasse (85 ml) de farine de riz brun

¼ tasse (65 ml) de fécule de tapioca

⅓ tasse (85 ml) de poudre d'amande

2 c. à thé (10 ml) de gomme de guar ou de xanthane

1 c. à soupe (15 ml) de poudre à pâte

½ c. à thé (3 ml) de sel

2 œufs

zeste d'orange

noix

⅓ tasse (85 ml) de sucre brut

¾ tasse (190 ml) de jus orange

½ tasse (125 ml) d'huile

1 tasse (250 ml) de canneberges fraîches ou surgelées

PRÉPARATION

Préchauffer le four à 350 °F (180 °C).

Huiler un moule à 12 muffins.

Mélanger dans un bol les ingrédients secs, sauf le sucre.

Dans un autre bol, fouetter les œufs et le sucre, ajouter le jus d'orange et l'huile. Bien mélanger.

Mélanger les ingrédients secs et la préparation d'œufs et incorporer délicatement les canneberges.

Remplir aux trois quarts les moules à muffins.

Cuire au four 20 à 25 minutes.

Variante

Remplacer les canneberges fraîche par des canneberges séchées. Les muffins seront alors plus sucrés.

Muffins aux dattes

Donne 12 muffins

INGRÉDIENTS

1 tasse (250 ml) de farine de riz

⅓ tasse (85 ml) de farine de riz brun

⅓ tasse (85 ml) de farine de tapioca

⅓ tasse (85 ml) de farine de quinoa

2 c. à thé (10 ml) de gomme de guar ou de xanthane

2 c. à thé (10 ml) de poudre à pâte

¼ c. à thé (1 ml) de sel

1 tasse (250 ml) de dattes hachées

2 œufs

¼ tasse (65 ml) de miel liquide

⅓ tasse (85 ml) d'huile végétale

1 tasse (250 ml) de lait de riz ou d'amande

PRÉPARATION

Préchauffer le four à 350 °F (180 °C).

Huiler un moule à 12 muffins.

Mélanger dans un bol les ingrédients secs et les dattes.

Dans un autre bol, battre les œufs au batteur électrique, ajouter le miel, l'huile et le lait. Bien mélanger.

Ajouter les ingrédients secs à la préparation liquide et bien lier à l'aide d'une cuillère.

Verser la préparation dans le moule préparé.

Cuire au four environ 25 minutes ou jusqu'à ce que les muffins soient fermes au toucher.

Refroidir sur une grille.

Variantes

Remplacer les dattes par d'autres fruits séchés.

Verser la pâte dans un moule à pain de 9 × 5 po (23 × 13 cm) et cuire 50 à 60 minutes.

Muffins à la noix de coco

Donne 12 muffins

INGRÉDIENTS

1 tasse (250 ml) de farine de riz brun

½ tasse (125 ml) de farine de tapioca

¼ tasse (65 ml) de farine de noix de coco

½ c. à thé (3 ml) de sel

2 c. à thé (10 ml) de gomme de guar ou de xanthane

2 c. à thé (10 ml) de poudre à pâte

3½ oz (100 g) de chocolat noir (65 %) aux framboises de marque Camino

½ tasse (125 ml) de noix de coco rôtie (fraîche ou déshydratée)

½ tasse (125 ml) de noix de coco râpée (fraîche ou déshydratée)

½ tasse (125 ml) d'huile de noix de coco

1¼ tasse (215 ml) de purée faite à partir de 3 bananes décongelées

2 œufs

Environ ½ tasse (125 ml) de lait d'amande

PRÉPARATION

Préchauffer le four à 350 °F (180 °C) et huiler le moule à muffins.

Mélanger les farines, le sel, le guar ou le xanthane et la poudre à pâte.

Casser le chocolat en petits morceaux et l'ajouter à la noix de coco.

Dans un bol, battre l'huile, la purée de bananes et les œufs pendant 1 minute. Ajouter du lait d'amande et battre une dernière fois.

Avec une spatule, incorporer les ingrédients secs et les mélanger avec le chocolat et la préparation précédente. Le mélange doit être homogène mais ne doit pas être trop brassé.

Bien remplir les moules, cuire au centre du four durant 30 minutes.

Diane Duchesne

N. B. : Après une journée, mettre au congélateur.

Crêpes trio

Donne 4 crêpes

INGRÉDIENTS

⅓ tasse (85 ml) de farine de riz brun

⅓ tasse (85 ml) de farine de tapioca

⅓ tasse (85 ml) de farine de quinoa

1 c. à thé (5 ml) de gomme de guar
    ou de xanthane

1 c. thé (5 ml) de vanille

2,5 tasses (625 ml) de lait d'amande
    (plus ou moins selon la texture de la
    pâte désirée)

½ c. à thé (3 ml) d'huile de noix de coco
    (pour la cuisson)

PRÉPARATION

Mélanger les ingrédients secs.

Ajouter la vanille au lait d'amande.

Verser le lait graduellement sur le
mélange de farines.

Laisser reposer 30 minutes.

Verser ¼ de tasse (65 ml) de
la préparation dans une poêle
antiadhésive avec l'huile, l'étendre
avec une spatule et faire cuire.

Répéter avec le reste de la pâte.

Diane Duchesne

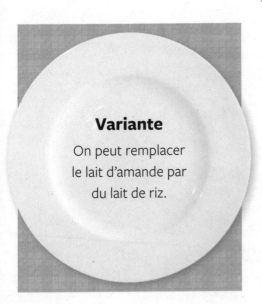

Variante

On peut remplacer
le lait d'amande par
du lait de riz.

Crêpes au riz brun

Donne 4 crêpes

INGRÉDIENTS

⅓ tasse (85 ml) de farine de riz brun

⅓ tasse (85 ml) de farine de quinoa

⅓ tasse (85 ml) de farine de tapioca

1 c. à thé (5 ml) de gomme de guar
ou de xanthane

1 pincée de sel

2 œufs

2 tasses (500 ml) de lait d'amande

¼ c. à thé (1 ml) de vanille

2 c. à soupe (30 ml) d'huile d'olive
(facultatif)

PRÉPARATION

Mélanger les farines, la gomme de guar ou de xanthane et le sel.

Dans un bol, battre les œufs, le lait et la vanille. Incorporer les farines; ne pas trop mélanger. Le mélange est prêt lorsque les farines sont diluées. Laisser reposer 15 minutes.

Huiler une poêle antiadhésive, y verser une petite quantité de pâte et l'étendre. Cuire à feu moyen, ne retourner la crêpe qu'une fois, quand c'est doré.

Diane Duchesne

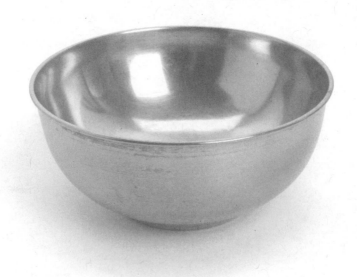

Crêpes au sarrasin

Donne 4 crêpes

INGRÉDIENTS

⅓ tasse (85 ml) de farine de sarrasin

⅓ tasse (85 ml) de farine de millet

⅓ tasse (85 ml) de farine de tapioca

2 c. à soupe (30 ml) de graines de sésame moulues (facultatif)

1 c. à thé (5 ml) de gomme de guar ou de xanthane

1 pincée de sel

2 œufs

2 tasses (500 ml) de lait de riz

PRÉPARATION

Mélanger les farines, les graines de sésame, si désiré, la gomme de guar ou de xanthane et le sel.

Dans un bol, fouetter les œufs et le lait et incorporer les farines. Ne pas trop mélanger. Le mélange est prêt quand les farines sont diluées. Laisser reposer 15 minutes.

Huiler une poêle antiadhésive, y verser une petite quantité de pâte et l'étendre. Cuire à feu moyen. Ne retourner la crêpe qu'une fois, quand c'est doré.

Diane Duchesne

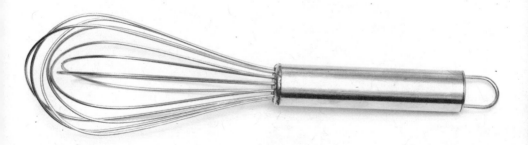

Ma meilleure crêpe

Donne 4 crêpes

INGRÉDIENTS

⅔ tasse (170 ml) de farine de riz et châtaigne

⅓ tasse (85 ml) de farine d'amarante

3 c. à soupe (45 ml) de farine de tapioca

1 c. à thé (5 ml) de gomme de guar ou de xanthane

1 pincée de sel

2 œufs

2 tasses (500 ml) de lait d'amande

PRÉPARATION

Mélanger les farines, la gomme de guar ou de xanthane et le sel.

Dans un bol, fouetter les œufs et le lait, incorporer les farines, ne pas trop mélanger. Le mélange est prêt quand les farines sont diluées. Laisser reposer 15 minutes.

Huiler une poêle antiadhésive, y verser une petite quantité de pâte et l'étendre. Cuire à feu moyen. Ne retourner la crêpe qu'une fois, quand c'est doré.

Diane Duchesne

Variante

On peut substituer au lait d'amande du lait de riz et y ajouter 2 c. à thé de graines de lin et bleuets moulues.

Pain doré

Pour 1 personne

INGRÉDIENTS

1 œuf

½ tasse (125 ml) de lait d'amande

Essence de vanille ou cannelle (facultatif)

1 tranche de pain aux raisins

Huile d'olive

1 c. à thé (5 ml) de margarine végétale

Sirop d'érable et fruits pour servir

PRÉPARATION

Battre l'œuf et le lait et ajouter la vanille. Y mettre la tranche de pain aux raisins, puis la retourner. Ne pas la laisser tremper trop longtemps.

Chauffer la poêle avec de l'huile d'olive et y mettre la tranche de pain. Cuire à feu doux au moins 5 minutes chaque côté.

Finir en nappant de la margarine le dernier côté pour la faire fondre. Déguster avec du sirop d'érable et des fruits.

Diane Duchesne

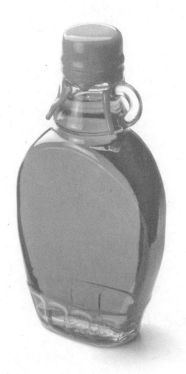

Crème Budwig inspirée du Dr Kousmine

2 c. à thé (10 ml) d'huile d'olive

4 c. à thé (20 ml) de crème de soja

Jus d'un demi-citron

½ banane bien mûre écrasée

2 c. à thé (10 ml) de graines oléagineuses fraîchement moulues (amande, lin, noisette, noix, sésame, tournesol...)

2 c. à thé (10 ml) d'une céréale crue, fraîchement moulue (riz complet, sarrasin, quinoa, son de riz)

Fruits frais de saison coupés en morceaux

Battre l'huile et la crème de soja avec un fouet pour émulsionner l'huile.

Y mélanger le reste des ingrédients et consommer aussitôt.

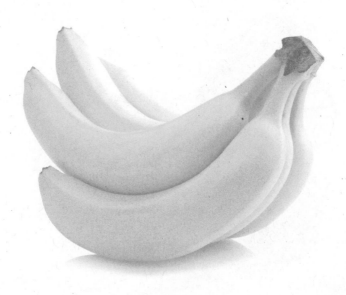

Céréale chaude de quinoa

Pour 2 personnes

INGRÉDIENTS

1 tasse (250 ml) de quinoa (cuit)

2 c. à soupe (30 ml) d'amandes effilées ou de graines de tournesol

2 c. à soupe (30 ml) de raisins secs

2 c. à soupe (30 ml) d'abricots séchés ou autres fruits séchés

Une pincée de sel

¼ c. à thé (1 ml) de cannelle ou au goût

1 tasse (250 ml) ou plus de lait végétal au choix

Sirop d'érable, au goût

PRÉPARATION

Mélanger tous les ingrédients dans une casserole.

Cuire en brassant à feu moyen jusqu'à ce que le liquide soit absorbé et les fruits gonflés. Ajouter plus de lait, si désiré.

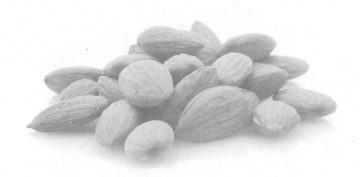

Les yogourts et les crèmes

Pouvoir compter sur des substituts aux produits laitiers d'origine animale en cuisine facilite grandement l'adaptation au régime hypotoxique. Ainsi, les laits, yogourts et crèmes d'origine végétale, outre leur utilité, présentent l'énorme avantage de ne pas surcharger le travail du foie comme cela se produit avec la crème d'origine animale.

Il existe en épicerie des yogourts de soja, mais on peut également les réaliser. On peut consommer les yogourts de soja sans restriction, contrairement au lait de soja et autres produits de même origine, puisque les yogourts sont des aliments fermentés. Produire son yogourt maison comporte plusieurs avantages par rapport aux yogourts commerciaux : ils sont beaucoup moins chers qu'en épicerie ; on sait quelles souches bactériennes y sont présentes ; on peut consommer ces bactéries alors qu'elles sont à leur maximum de viabilité (1 à 4 jours). La viabilité des souches bactériennes est en relation directe avec leur efficacité à favoriser un bon équilibre de la flore bactérienne, si importante pour le maintien de l'intégrité de l'intestin grêle. C'est l'intégrité de l'intestin grêle qui arrête le passage d'un grand nombre de molécules insuffisamment digérées qui pourraient être néfastes pour la santé.

Il est très facile de faire ses propres yogourts si on respecte les principes de base : de bonnes souches bactériennes, des laits végétaux de qualité, une bonne yaourtière* et un thermomètre précis, tel le Yogourmet.

Pour ma part, j'ai choisi la yaourtière Yolife en raison de sa polyvalence. Elle est offerte avec deux couvercles de hauteur différente. Le premier est adapté à sept petits pots de verre de 6 oz (190 ml), alors que le deuxième couvercle permet d'utiliser jusqu'à trois pots de verre de 6 po (15 cm) de haut. Pour la préparation de

---

*Les yogourts peuvent même être produits au bain-marie ou dans une bouteille isotherme.

crèmes, ces gros pots sont pratiques. L'utilisation d'une yaourtière est simple, mais elle demande d'observer quelques principes d'hygiène.

Hygiène et nettoyage de la yaourtière

Le yogourt étant un produit alimentaire vivant (bactéries), frais et composé de lait, l'hygiène lors de sa production est extrêmement importante.

Il faut penser à toujours garder la yaourtière propre. Les pots doivent être lavés au lave-vaisselle, ou à la main avec un peu d'eau de Javel.

Ne pas garder les yogourts plus d'une semaine et les conserver au réfrigérateur à 37 °F (3 °C).

Ne pas confectionner des yogourts avec des fruits frais, vous contamineriez les yogourts avec des bactéries présentes sur ces fruits et elles se multiplieraient au point de modifier le goût et la texture. De plus, ces bactéries pourraient causer des troubles digestifs. On peut ajouter les fruits frais après refroidissement au réfrigérateur suivant les 8 à 15 heures d'incubation. Les bactéries présentes sur les fruits ne se développeront pas à 37 °F (3 °C).

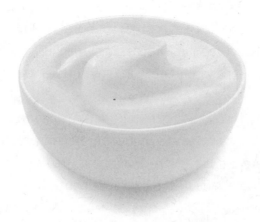

Yogourts

produits à partir de lait de soja ou d'amande*
à l'aide d'une yaourtière électrique

INGRÉDIENTS

1 boîte de 32 oz (946 ml) de lait végétal de soja ou d'amande

1 sachet de 5 g de culture provenant d'une boîte de ferments ou souches bactériennes en poudre pour yogourts de marque Yogourmet (*L. casei, B. longum, L. bulgaricus, S. thermophilus, L. acidophilus*) ou autres achetées dans un magasin bio.

Ou 1 capsule de Bio-K extra forte (50 milliards de bactéries) (*L. acidophilus* CL1285 et *L. casei* LBC80R)

N'acheter ces produits que dans les magasins où ils sont conservés au réfrigérateur. Pour les 5 à 7 préparations ultérieures, vous n'avez qu'à conserver un petit pot de yogourt après chaque préparation qui servira d'ensemencement. On recommande d'enlever environ ¼ po (0,5 cm) à la surface du yogourt avant de l'utiliser pour ensemencer une nouvelle préparation.

*J'avais lu quelque part que le lait d'amande ne pouvait pas servir à la fabrication de yogourt; pourtant, j'ai obtenu des yogourts avec «Almond Breeze» 60 calories de Blue Diamond ou 90 calories pour une consistance plus épaisse et sucrée (saveur vanille).

PRÉPARATION

Préchauffer la yaourtière.

Verser le lait dans une cocotte et surveiller la température à l'aide d'un thermomètre genre Yogourmet adapté pour des températures de 86 à 212 °F (30 à 100 °C), le chauffer à 180 °F (82 °C).

Laisser tiédir (sans brasser) autour de 98-104 °F (37-40 °C).

À l'aide d'une cuillère, enlever la peau qui s'est formée.

Dans un grand bol, mettre les ferments (ou 1 yogourt), verser un peu de lait pour diluer, verser le reste du lait et mélanger.

Verser le lait dans les petits ou grands pots de verre selon les besoins.

Placer les pots sans couvercle dans la yaourtière et la fermer.

Incuber de 12 à 15 heures dans la yaourtière en marche.

À l'ouverture de la yaourtière, poser les couvercles sur les pots.

Mettre les yogourts au réfrigérateur et attendre environ 2 heures avant de les consommer.

Yogourt de soja ou d'amande

égoutté pour obtenir une crème à cuisiner

INGRÉDIENTS

2 tasses (500 ml) de yogourt de soja
ou d'amande

Huile d'olive

Jus de citron frais (facultatif)

MATÉRIEL

Un sac pour lait de noix (en nylon
fin) acheté dans un magasin santé ou
une passoire garnie d'une étamine.

PRÉPARATION

Verser le yogourt dans le sac à lait et
attacher le sac au-dessus d'un grand
bol.

Ou verser le yogourt sur l'étamine
recouvrant une passoire placée
au-dessus d'un bol. Couvrir la
passoire d'une assiette.

Laisser égoutter à température
ambiante jusqu'à consistance
désirée.

Ajouter un trait d'huile d'olive et
quelques gouttes de jus de citron à la
crème et battre au fouet.

Utiliser en cuisine immédiatement
ou conserver la crème dans un
récipient au réfrigérateur.

N. B.: Vous pouvez procéder
de la même façon avec un
yogourt de soja du commerce.

Crème épaisse aux noix de cajou

- ½ tasse (125 ml) de noix de cajou
- Le jus d'un demi-citron
- 3 c. à soupe (45 ml) de tahini
- ½ tasse (125 ml) de lait végétal (amande, riz ou soja)

Au robot culinaire, réduire les noix de cajou en poudre.

Ajouter le jus de citron, le tahini et le lait végétal. Mélanger jusqu'à homogénéité.

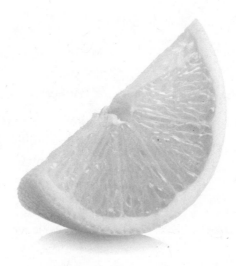

Crème liquide rapide au lait végétal

INGRÉDIENTS

- ½ c. à thé (3 ml) de farine de tapioca
- ½ tasse (125 ml) de lait d'amande, de préférence

PRÉPARATION

Délayer la farine de tapioca dans un peu de lait.

Faire chauffer le reste du lait au bain-marie ou dans une casserole antiadhésive à feu doux.

Ajouter la farine de tapioca et brasser continuellement jusqu'à léger épaisissement.

Crème pâtissière

INGRÉDIENTS

- 2 tasses (500 ml) de lait d'amande
- 5 jaunes d'œufs
- ⅓ tasse (85 ml) de sucre brut
- 6 c. à soupe (90 ml) de fécule de maïs
- 1 c. à thé (5 ml) de vanille

PRÉPARATION

Mélanger tous les ingrédients dans un bain-marie ou une casserole antiadhésive.

Cuire à feu modéré en brassant avec une cuillère de bois jusqu'à épaississement.

Recouvrir de pellicule plastique. Laisser refroidir et réfrigérer quelques heures avant d'utiliser dans les pâtisseries.

Crème anglaise

INGRÉDIENTS

2 c. à thé (10 ml) de fécule de maïs

1 tasse (250 ml) séparée de lait végétal

1 pincée de sel

4 c. à thé (20 ml) de miel

1 jaune d'œuf

PRÉPARATION

Verser la fécule de maïs dans une tasse à mesurer. Ajouter une petite quantité de lait (2 cuillères à soupe ou 30 ml) et bien brasser pour diluer la fécule.

Remplir de lait pour obtenir 1 tasse (250 ml). Verser dans un bain-marie ou une casserole antiadhésive, ajouter le sel et cuire 5 minutes sur feu modéré, en remuant et en raclant le fond avec une spatule. Ajouter le miel et faire fondre.

Battre le jaune d'œuf et y incorporer, au fouet, environ la moitié du mélange de lait. Verser dans la casserole avec le reste du mélange de lait chaud et cuire sur feu doux environ 2 minutes, en remuant avec la spatule. Retirer du feu. Tamiser au besoin. Couvrir et réfrigérer.

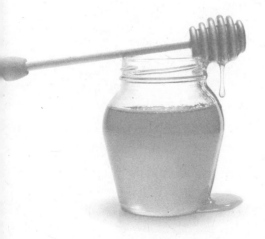

Les desserts

Idéalement, les desserts devraient comporter surtout des fruits frais puisque des recherches scientifiques récentes démontrent que la consommation de fructose, à l'exception de celui contenu dans les fruits frais, entraîne des effets négatifs sur la santé (voir chapitre 8). On sait par ailleurs que le sucre raffiné est du saccharose composé de fructose et de glucose. Les huit premières recettes de desserts peuvent être qualifiées de «santé», car elles sont basées sur l'utilisation de fruits et/ou de chocolat noir et limitent même de façon importante l'ajout de sucre intégral.

Par contre, plusieurs personnes ont manifesté le désir que des recettes de «vrais» desserts soient présentes dans cet ouvrage. Louise Labrèche a donc mis beaucoup d'énergie à adapter pour le régime hypotoxique ses recettes de desserts les plus appréciées de sa famille et de ses amis. Adapter les desserts au régime hypotoxique n'est pas simple, car il faut oublier toutes les farines de blé (ou apparentées), tous les produits laitiers d'origine animale et limiter le plus possible les sucres, même ceux tolérés par le régime. Le sucanat est le sucre brut le plus recommandé en raison de ses divers constituants. Louise a relevé le défi de créer de très bonnes recettes qui sont de «vrais» desserts, mais conformes au régime hypotoxique, sans sucre raffiné ajouté. Elle a diminué les quantités de sucre brut ajouté en se basant sur la tolérance de sa famille élargie à ces changements. Toutefois, elle pense qu'étant donné que plusieurs personnes apprécient les desserts très peu sucrés, il serait sans doute possible de réduire encore un peu la quantité de sucre brut ajouté dans ses recettes.

Ananas à la menthe et au gingembre

Pour 4 personnes

INGRÉDIENTS

1 ananas frais

⅓ à ⅔ tasse (85 à 170 ml) de jus d'orange fraîchement pressé

2 c. à thé (10 ml) de gingembre pelé et râpé

10 feuilles de menthe

PRÉPARATION

Parer l'ananas en enlevant tous les petites taches brunes. En couper la base et mettre debout. Sur les 4 côtés, couper des tranches fines jusqu'au cœur. Couper ces tranches en morceaux et les mettre dans un bol.

Mélanger jus d'orange, gingembre et feuilles de menthe hachées, garder quelques feuilles complètes pour décorer. Verser sur l'ananas. Réfrigérer au moins 1 heure.

Servir la salade nature ou arrosée de miel et garnie de feuilles de menthe.

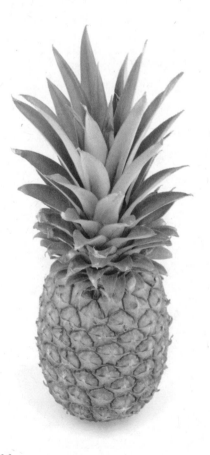

Fraises au citron et vinaigre balsamique

Pour 4 personnes

INGRÉDIENTS

4 tasses (1 L) de fraises

1½ c. à soupe (23 ml) de jus de citron

1 c. à thé (5 ml) de vinaigre balsamique blanc

2 c. à thé (10 ml) de sucanat

PRÉPARATION

Monder les fraises et les couper en moitiés. Les mettre dans un bol, avec le jus de citron, le sucre et le vinaigre balsamique et mêler délicatement.

Laisser reposer 15 minutes. Répartir dans des coupes individuelles et servir.

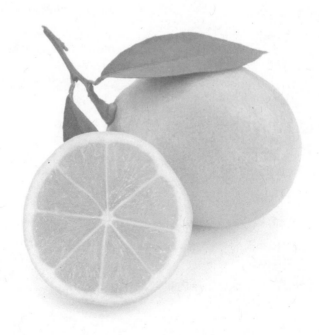

Salade de quinoa et de fruits

Pour 2 personnes

INGRÉDIENTS

2 oranges

2 c. à soupe (30 ml) de jus de citron

½ c. à soupe (8 ml) d'huile de canola ou d'olive

½ c. à soupe (8 ml) de vinaigre balsamique blanc

½ tasse (125 ml) de quinoa cuit

1 kiwi

½ tasse (125 ml) de mûres

2 c. à soupe (30 ml) de menthe fraîche hachée

Sel et poivre au goût

2 feuilles de menthe pour la décoration

PRÉPARATION

Presser l'orange. Verser le jus dans un petit bol, y ajouter le jus de citron, l'huile et le vinaigre balsamique. Bien mélanger et verser sur le quinoa cuit. Mélanger le tout délicatement, couvrir et réfrigérer environ 1 heure.

Peler l'autre orange et séparer en quartiers. Peler le kiwi et le couper en segments. Laver les mûres.

Ajouter les fruits et la menthe hachée au quinoa juste avant de servir. Mêler délicatement, saler, poivrer, garnir de feuilles de menthe et servir.

Coulis de framboise

INGRÉDIENTS

1 tasse (250 ml) de framboises

1 c. à soupe (15 ml) de Cointreau ou de liqueur de fruits

1 c. à soupe (15 ml) de sucanat

PRÉPARATION

Passer tous les ingrédients au mixeur pour une préparation homogène.

Réfrigérer au congélateur et sortir 30 minutes avant utilisation.

Déguster sur un yogourt végétal.

Aspic de pommes et de bleuets

Pour 4 à 6 personnes

INGRÉDIENTS

- 3 tasses (750 ml) de jus de pomme
  à l'ancienne
- ½ tasse (125 ml) de sirop d'érable
- ¼ c. à thé (1 ml) de muscade
- ⅛ c. à thé (0,5 ml) d'essence de vanille
- 1 sachet de gélatine sans saveur
- 1 tasse (250 ml) de bleuets

PRÉPARATION

Dans une casserole, faire chauffer le jus de pomme, le sirop d'érable, la muscade et la vanille. Laisser mijoter pour réduire le liquide de moitié. Retirer du feu et réserver.

Entre-temps, diluer la gélatine dans ¼ tasse (65 ml) d'eau. Réserver.

Répartir les bleuets dans des ramequins très légèrement beurrés de margarine.

Ajouter 2 cuillères à soupe (30 ml) de jus de pomme chaud à la gélatine pour la dissoudre. Ajouter ensuite la gélatine au reste du jus de pomme et bien mélanger. Verser dans les ramequins et réfrigérer de 4 à 6 heures.

Servir dans les ramequins ou démouler et servir accompagné d'un filet de crème végétale.

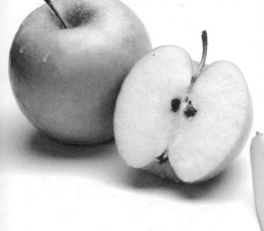

Pommes au four

Pour 4 personnes

INGRÉDIENTS

2 c. à soupe (30 ml) de margarine

¼ tasse (65 ml) de sucanat

3 c. à soupe (45 ml) de canneberges séchées et hachées

3 à 4 c. à soupe (45 à 60 ml) de noix de Grenoble hachées finement

¼ c. à thé (1 ml) de cannelle

4 pommes rouges avec la pelure

La sauce

¼ tasse (50 ml) de yogourt de soja nature additionné de 1 c. à soupe (15 ml) de jus de citron frais

¼ tasse (65 ml) de sirop d'érable

PRÉPARATION

Préchauffer le four à 375 °F (190 °C).

Mélanger la margarine avec le sucanat jusqu'à consistance de pâte. Ajouter les canneberges, les noix et la cannelle. Bien mélanger. Réserver.

Préparer la sauce en mélangeant le yogourt et le sirop d'érable.

À l'aide d'un vide-pomme, enlever le cœur des pommes.

Placer les pommes dans un plat en pyrex carré d'environ 6 po (15 cm) de côté et remplir les espaces vides avec la pâte de fruits et noix.

Verser la sauce dans le plat et cuire au four de 25 à 30 minutes.

Tarte au sucre
sans sucre ajouté

Pour 6 à 8 personnes

INGRÉDIENTS

Croûte

1 tasse (250 ml) de noix de macadam

2 tasses (500 ml) de noix de coco râpée

⅛ tasse (35 ml) de purée de dattes
(écraser les dattes avec un peu d'eau
chaude)

¼ c. à thé (1 ml) de sel brut gris

½ c. à soupe (8 ml) de vanille

Garniture

4 tasses (1 L) de noix de Grenoble

1½ tasse (375 ml) de purée de dattes

⅓ tasse (85 ml) d'huile de coco

2 c. à thé (10 ml) de vanille

¼ c. à thé (1 ml) de sel

½ tasse de pacanes entières

PRÉPARATION DE LA CROÛTE

Réduire les noix de macadam en
purée au robot, ajouter la noix de
coco, puis le reste des ingrédients.
Étaler cette croûte dans une assiette
à tarte de 9 po (23 cm).

PRÉPARATION DE LA GARNITURE

Réduire les noix en poudre dans le
robot et ajouter la purée de dattes,
l'huile de coco (préalablement
fondue si elle n'est pas déjà liquide),
la vanille et le sel pour avoir une
texture onctueuse. Décorer avec
les pacanes entières.

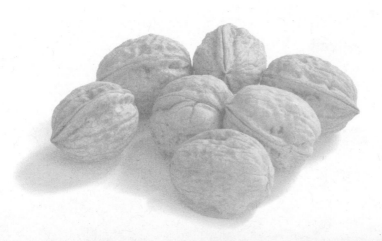

Mousse au chocolat

Pour 4 à 6 personnes

INGRÉDIENTS

200 g de chocolat noir

1 c. à soupe (15 ml) de margarine

6 œufs

1 pincée de sel

Zeste de ½ orange

PRÉPARATION

Fondre le chocolat à feu très doux avec la margarine.

Séparer les blancs des jaunes d'œufs.

Monter les blancs en neige ferme avec le sel. Réserver.

À l'aide d'un fouet, ajouter lentement le chocolat fondu et le zeste aux jaunes d'œufs.

Ajouter le tiers des blancs d'œufs et remuer délicatement. Ajouter le reste des blancs et bien mélanger.

Mettre au réfrigérateur pendant 3 heures avant de servir.

Conseil

Le bon goût de cette mousse dépend de la qualité du chocolat.

Verrines à la lime

Pour 4 personnes

INGRÉDIENTS

Garniture

⅓ tasse (85 ml) de sucanat

1½ c. à thé (8 ml) de fécule de maïs

4 jaunes d'œufs

Le zeste de 2 limes

½ tasse (125 ml) de jus de lime
   fraîchement pressée

2 blancs d'œufs

1 pincée de sel

Croustillant

2 c. à soupe (30 ml) de margarine

¾ tasse (190 ml) de chapelure
   (voir Conseil ci-dessous)

1 c. à soupe (15 ml) de sucanat

Petits fruits de saison ou zeste de lime
   pour décorer

Conseil

Vous pouvez obtenir une chapelure avec des biscuits, biscottes ou céréales passés au mélangeur électrique. De la poudre d'amande peut être aussi utilisée.

PRÉPARATION DE LA GARNITURE

Dans une casserole, au fouet, mélanger le sucre et la fécule. Ajouter les jaunes d'œufs, le zeste et le jus de lime. Cuire à feu moyen en brassant constamment jusqu'à ce que le mélange épaississe.

Placer une pellicule plastique directement sur le mélange. Refroidir au réfrigérateur.

Fouetter les blancs d'œufs avec une pincée de sel et plier dans le mélange à la lime refroidi.

PRÉPARATION DU CROUSTILLANT

Dans une poêle, à feu moyen, faire dorer tous les ingrédients en remuant environ 3 minutes. Répartir en pressant dans 6 verres de 4 oz (125 ml) et refroidir.

Verser la garniture dans les verres. Décorer de petits fruits de saison ou de zeste de lime.

Verrines aux pêches

Pour 4 personnes

INGRÉDIENTS

Compote

4 ou 5 pêches fraîches

⅓ tasse (85 ml) de sucre brut

1 c. à thé (5 ml) de jus de citron

Croustillant

½ tasse (125 ml) de sucre

½ tasse (125 ml) de farine de riz

⅓ tasse (85 ml) de margarine fondue

½ tasse (125 ml) de poudre d'amande

Crème pâtissière (voir p. 162)

PRÉPARATION DE LA COMPOTE

Cuire doucement les pêches avec le sucre jusqu'à l'obtention d'une compote.

Réduire en purée grossière au mélangeur. Refroidir.

Préparer une crème pâtissière. Refroidir.

PRÉPARATION DU CROUSTILLANT

Mélanger tous les ingrédients. Étaler sur une plaque à biscuits tapissée de papier parchemin.

Cuire au four environ 15 minutes à 350 °F (180 °C), remuer quelques fois.

MONTAGE

Dans des coupes ou des verres à dessert, mettre le croustillant, ajouter la compote de pêches et la crème pâtissière, garnir d'un peu de croustillant.

Variantes

Vous pouvez utiliser abricots, prunes ou pommes pour la compote.

Les fruits en boîte égouttés conviennent aussi.

La crème pâtissière peut être remplacée par un yogourt végétal.

Croustillant exotique

Pour 4 à 6 personnes

INGRÉDIENTS

Garniture

2 c. à soupe (30 ml) de margarine
et plus pour beurrer le plat

4 c. à table (60 ml) de sucre brut
et plus pour saupoudrer le plat

2 tasses (500 ml) d'ananas en dés

3 bananes en rondelles

2 mangues en morceaux

2 c. à soupe (30 ml) de rhum
(facultatif)

Croustillant

¼ tasse (65 ml) de farine de riz

¼ tasse (65 ml) de poudre d'amande

½ tasse (125 ml) de margarine

½ tasse (125 ml) de sucre brut

½ tasse (125 ml) de noix de coco râpée

PRÉPARATION DE LA GARNITURE

Préchauffer le four à 350 °F
(180 °C).

Beurrer un plat allant au four
et saupoudrer de sucre.

Faire fondre la margarine dans une
grande poêle et faire revenir l'ananas.

Ajouter les bananes et les mangues
à l'ananas dans la poêle et y verser
le rhum.

Transvaser les fruits dans le plat
préparé. Réserver.

PRÉPARATION DU CROUSTILLANT

Dans le robot, mettre tous les
ingrédients et pulser jusqu'à ce que
la pâte soit sablonneuse.

Parsemer de croustillant les fruits
et cuire 30 minutes au four.

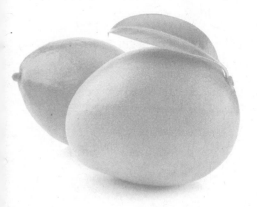

Croustillant à la rhubarbe et aux fraises

Pour 4 à 6 personnes

INGRÉDIENTS

Garniture

4 tasses (1 L) de rhubarbe hachée

3 tasses (750 ml) de fraises en morceaux

½ tasse (125 ml) de sucre brut

¼ tasse (65 ml) de farine de tapioca

Croustillant

¾ tasse (190 ml) de noix de coco non sucrée

2 c. à soupe (30 ml) de farine de tapioca

2 blancs d'œufs

1 pincée de sel

¼ tasse (65 ml) de sucre brut

1 c. à thé (5 ml) de vanille

PRÉPARATION DE LA GARNITURE

Préchauffer le four à 350 °F (180 °C).

Dans un bol, mélanger tous les ingrédients.

Verser dans un moule de 9 × 9 po (23 × 23 cm). Réserver.

PRÉPARATION DU CROUSTILLANT

Mélanger la noix de coco et la farine.

Au batteur électrique, battre les blancs d'œufs avec le sel jusqu'à ce qu'ils forment des pics mous.

Ajouter lentement le sucre jusqu'à ce que la préparation forme des pics fermes.

Ajouter la vanille puis, délicatement, le mélange de noix de coco. Mélanger en soulevant la masse.

Laisser tomber la garniture sur les fruits par grosses cuillerées.

Cuire au centre du four pendant 40 minutes ou jusqu'à ce que le dessus soit doré et que la garniture soit bouillonnante. Refroidir.

Pâte à tarte

Donne 1 fond de tarte

INGRÉDIENTS

1 tasse (250 ml) de farine
(⅔ riz, ⅓ tapioca)

1 c. à thé (5 ml) de gomme de guar
ou de xanthane

½ c. à thé (3 ml) de sel

⅓ tasse (85 ml) de margarine

1 œuf

½ c. à thé (3 ml) de vinaigre de pomme
ou de riz

PRÉPARATION

Préhauffer le four à 350 °F (180 °C).

Tamiser les ingrédients secs
dans un bol. Y mettre la margarine.

Avec une fourchette ou les doigts,
mélanger la pâte jusqu'à ce qu'elle soit
granuleuse.

Fouetter l'œuf avec une fourchette et
ajouter le vinaigre.

Mélanger l'œuf à la pâte jusqu'à ce
qu'elle forme une boule, en ajoutant
un peu d'eau au besoin. L'aplatir.

Refroidir au moins 1 heure.

Rouler la pâte entre 2 feuilles de papier
parchemin ou de pellicule plastique.

Peler la première feuille de papier et
renverser délicatement dans l'assiette
à tarte. Piquer la pâte avec une
fourchette et refroidir au refrigérateur.

Cuire 15 minutes pour une tarte froide.

Cuire 10 minutes pour une pâte
précuite.

Terminer avec votre garniture préférée.

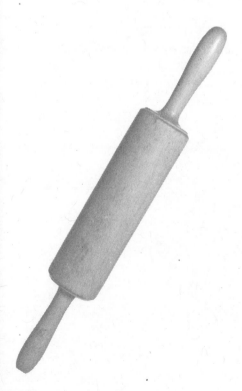

Pâte à tarte rapide

Donne 1 fond de tarte de 8 po (20 cm)

INGRÉDIENTS

1¼ tasse (315 ml) de poudre d'amande

⅓ tasse (85 ml) de margarine fondue

3 c. à soupe (45 ml) de sucre brut

1 jaune d'œuf

½ c. à thé (3 ml) de sel

PRÉPARATION

Préchauffer le four à 350 °F (180 °C).

Mélanger tous les ingrédients et verser dans une assiette à tarte.

Bien presser la pâte avec les doigts pour former une croûte uniforme.

La piquer avec une fourchette et cuire environ 10 minutes ou jusqu'à ce qu'elle soit dorée. *- 15 min*

Refroidir et garnir avec une crème pâtissière ou une mousse aux fruits.

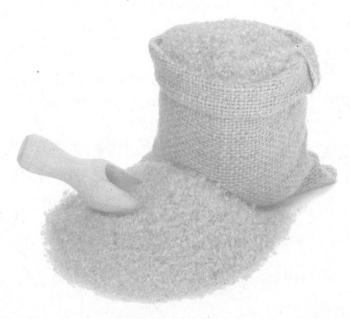

Tarte rustique aux fraises et à la rhubarbe

Pour 4 à 6 personnes

INGRÉDIENTS

1 fond de tarte (voir recette p. 177)

Garniture

4 tasses (1 L) de rhubarbe fraîche, coupée en morceaux

2 tasses (500 ml) de fraises fraîches coupées en 2

½ tasse (125 ml) de sucre brut

⅓ tasse (85 ml) de farine de tapioca

⅓ tasse (85 ml) de biscuits aux amandes émiettés (facultatif)

Glace

1 jaune d'œuf

1 c. à soupe (15 ml) d'eau

2 c. à thé (10 ml) de sucre brut

2 c. à soupe (30 ml) de gelée de pommes fondue

PRÉPARATION DE LA GARNITURE

Préchauffer le four à 375 °F (180 °C).

Dans un bol, mélanger la rhubarbe, les fraises, le sucre et la farine. Réserver.

Étendre une feuille de papier parchemin de 20 × 15 po (51 × 38 cm) sur la surface de travail, saupoudrer de farine. Abaisser la pâte en un cercle de 17 po (43 cm).

Glisser la feuille de parchemin sur une plaque à pâtisserie ou à pizza, en couper l'excédent.

Parsemer l'abaisse de biscuits émiettés en laissant une bordure de 4 po (10 cm) sur le pourtour.

Étendre la garniture aux fruits sur les biscuits. Ramener délicatement les bords de l'abaisse vers le centre. Des plis s'y formeront naturellement.

PRÉPARATION DE LA GLACE

Dans un petit bol, battre le jaune d'œuf et l'eau. En badigeonner la pâte et la saupoudrer de sucre.

Cuire au four pendant 10 minutes, réduire la température à 350 °F (180 °C) et poursuivre la cuisson environ 45 minutes. Refroidir et badigeonner de gelée de pommes.

Tarte aux pommes et aux amandes

Pour 4 à 6 personnes

INGRÉDIENTS

1 fond de tarte précuit (voir recette p. 177)

Garniture

4 ou 5 pommes de cuisson

2 c. à soupe (30 ml) de margarine

Jus de citron

⅓ tasse (85 ml) de sucre brut et plus pour saupoudrer

⅓ tasse (170 ml) de poudre d'amande

1 œuf

Quelques gouttes d'essence d'amande

2 c. à soupe (30 ml) de farine

Gelée de pommes fondue pour glacer (facultatif)

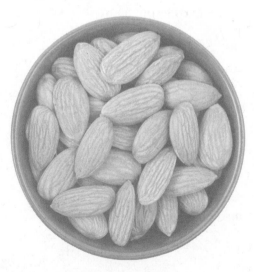

PRÉPARATION

Préchauffer le four à 350 °F (180 °C).

Peler les pommes, retirer le cœur et couper en quartiers puis en tranches.

Faire sauter les pommes dans 1 cuillère à soupe de margarine, arroser de jus de citron. Réserver.

Dans un bol, fouetter le sucre, la poudre d'amande et une cuillère à soupe de margarine.

Ajouter l'œuf et l'essence d'amande en fouettant.

Ajouter la farine et bien mélanger.

Verser cette préparation dans la croûte précuite.

Disposer en cercle les morceaux de pommes, saupoudrer de sucre brut.

Cuire au four environ 35 minutes.

Au goût, glacer la tarte avec une gelée de pommes fondue.

Tarte à la lime et au lait de coco

Pour 4 à 6 personnes

INGRÉDIENTS

1 fond de tarte cuit (voir recette p. 177)

Garniture

4 œufs

3 c. à soupe (45 ml) de fécule de maïs

¾ tasse (190 ml) de lait de coco

¾ tasse (190 ml) de jus de lime

Le zeste d'une lime

½ tasse (125 ml) de sucre brut

¼ tasse (65 ml) de margarine

Minces tranches de lime pour la décoration

Variantes

Cette tarte est aussi très bonne réalisée avec du citron.

Vous pouvez garnir de meringue décorée de noix de coco grillée.

Vous pouvez cuire les tranches de lime dans un sirop moitié eau, moitié sucre.

PRÉPARATION

Dans un bol, fouetter les œufs.

Dans un autre bol, délayer la fécule de maïs et le lait de coco et incorporer aux œufs. Bien mélanger.

Dans une casserole, mélanger le jus de lime, le zeste, le sucre et la margarine.

Cuire à feu moyen jusqu'à ce que le sucre soit dissous, sans bouillir.

Ajouter un peu de cette préparation au mélange d'œufs pour le réchauffer.

Mettre dans la casserole la préparation d'œufs et cuire en fouettant jusqu'à ce que la crème épaississe, sans bouillir. Laisser tiédir la préparation.

Verser sur la croûte et refroidir au moins 2 heures au réfrigérateur.

Garnir de tranches de lime.

Gâteau aux bananes et chocolat

Pour 6 à 8 personnes

INGRÉDIENTS

½ tasse (125 ml) de farine de riz

½ tasse (125 ml) de farine de tapioca

½ tasse (125 ml) de poudre d'amande

¼ tasse (65 ml) de cacao

2 c. à thé (10 ml) de poudre à pâte

1 pincée de sel

1 c. à thé (5 ml) de gomme de guar ou de xanthane

½ tasse (125 ml) de margarine

⅓ tasse (85 ml) de sucre brut

¼ tasse (65 ml) d'huile de canola

2 œufs

1 tasse (250 ml) de lait végétal

1 banane écrasée

1 tasse (250 ml) de pacanes ou de noix de Grenoble

4 oz (120 g) de chocolat noir haché grossièrement

PRÉPARATION

Préchauffer le four à 350 °F (180 °C).

Tapisser de papier parchemin un moule de 9 × 9 po (23 × 23 cm).

Dans un bol, mélanger les 7 premiers ingrédients. Réserver.

Dans un autre bol, fouetter la margarine en crème, ajouter le sucre et l'huile au batteur électrique. Ajouter les œufs 1 à la fois. Bien battre.

Incorporer les ingrédients secs au mélange d'œufs en alternant avec le lait. Ajouter la banane, les noix et le chocolat haché.

Verser dans le moule et cuire au milieu du four 25 à 30 minutes.

Refroidir sur une grille.

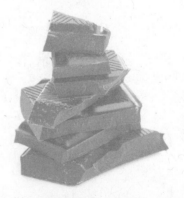

Gâteau aux dattes
(style Reine Élizabeth)

Pour 6 à 8 personnes

INGRÉDIENTS

Préparation 1

1 tasse (250 ml) de dattes bouillies 1 minutes dans 1 tasse (250 ml) d'eau chaude et tièdies

Préparation 2

1 tasse (250 ml) de farine de riz

¼ tasse (65 ml) de farine d'amande

¼ tasse (65 ml) de farine de tapioca

1½ c. à thé (8 ml) de gomme de guar ou de xanthane

1 c. à thé (5 ml) de poudre à pâte

1 c. à thé (5 ml) de bicarbonate de soude

¼ tasse (65 ml) de margarine

½ tasse (125 ml) de sucre brut

2 œufs

1 c. à thé (5 ml) de vanille

½ tasse (125 ml) de noix hachées

Préparation 3

½ tasse (125 ml) de sucre brut

4 c. à soupe (60 ml) de crème végétale ou de lait de coco

2 c. à soupe (30 ml) de margarine

¾ tasse (190 ml) de noix de coco râpée

PRÉPARATION

Préchauffer le four à 350 °F (180 °C).

Bien mélanger les farines, la gomme de guar ou de xanthane, la poudre à pâte, le bicarbonate de soude dans un bol. Réserver.

Fouetter la margarine, le sucre, les œufs et la vanille jusqu'à l'obtention d'une pâte légère. Ajouter la préparation 1 au mélange.

Incorporer les ingrédients secs. Bien mélanger. Ajouter les noix et verser dans un moule graissé.

Cuire environ 30 minutes.

Entre-temps, mettre les ingrédients de la préparation 3 dans une casserole et cuire 3 minutes.

Étendre la préparation 3 sur le gâteau. Cuire 5 à 10 minutes ou jusqu'à ce que la noix de coco soit dorée. Refroidir.

Gâteau aux noisettes

Pour 6 à 8 personnes

INGRÉDIENTS

4 œufs

½ tasse (125 ml) de sucre brut

¼ tasse (65 ml) de margarine fondue

1 tasse (250 ml) de poudre de noisette

⅓ tasse (85 ml) de farine de riz

Zeste d'une orange

1 pincée de sel

PRÉPARATION

Chauffer le four à 350 °F (180 °C).

Tapisser de papier parchemin un moule rond de 8 po (20 cm).

Séparer les blancs des jaunes d'œufs.

Fouetter les jaunes d'œufs avec le sucre jusqu'à ce qu'ils soient légers.

Ajouter la margarine fondue et le zeste d'une orange.

Mélanger la poudre de noisette et la farine et ajouter délicatement au mélange d'œufs.

Battre les blancs en neige avec une pincée de sel, incorporer au premier mélange en soulevant la pâte.

Verser dans le moule et cuire 25 à 30 minutes. Refroidir.

Ce gâteau sera délicieux fourré d'une glace au chocolat ou d'une crème patissière.

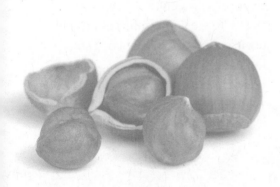

Gâteau renversé aux pêches

Pour 6 à 8 personnes

INGRÉDIENTS

Les fruits

¼ tasse (65 ml) de margarine

⅓ tasse (85 ml) de sucre brut

4 ou 5 pêches fraîches

Le gâteau

⅔ de tasse (170 ml) de farine de riz blanc

⅓ tasse (85 ml) de farine de quinoa

½ tasse (125 ml) de fécule de pomme de terre

1 c. à thé (5 ml) de gomme de guar ou de xanthane

1½ c. à thé (8 ml) de poudre à pâte

½ c. à thé (3 ml) de sel

½ tasse (125 ml) de margarine

⅓ tasse (85 ml) de sucre brut

3 œufs

Quelques gouttes d'extrait d'amande

½ tasse (125 ml) de jus de pêche

Variante

La même recette est excellente avec des ananas ou des pommes et une poignée de petits fruits.

PRÉPARATION

Préchauffer le four à 350 °F (180 °C).

Dans un moule de 9 × 9 po (23 × 23 cm), faire fondre la margarine et le sucre. Bien mélanger et cuire 1 minute à feu doux.

Peler les pêches, les couper en quartiers puis en tranches.

Disposer les tranches en couches dans le moule.

Dans un bol, mélanger les farines, la fécule, la gomme de guar, la poudre à pâte et le sel.

Dans un autre bol, battre en crème la margarine et le sucre au batteur électrique. Ajouter les œufs un à la fois en fouettant après chaque addition.

Ajouter l'extrait d'amande. Ajouter les ingrédients secs en alternant avec le jus de pêche. Bien mélanger. Verser et étendre la pâte sur les pêches.

Cuire au four 25 à 30 minutes. Refroidir 5 minutes et renverser sur un plat de service.

Gâteau amandine

Pour 6 à 8 personnes

INGRÉDIENTS

⅔ tasse (170 ml) de farine d'amande

1 c. à soupe (15 ml) de farine de riz blanc

⅓ tasse (85 ml) de tapioca

4 c. à thé (20 ml) de poudre à pâte

1 c. à thé (5 ml) de gomme de guar ou de xanthane

4 œufs (à la température de la pièce) blancs et jaunes séparés

½ tasse (125 ml) séparée de sucre brut

½ c. à thé (3 ml) d'essence de citron

1 c. à soupe (15 ml) de zeste de citron

4 c. à soupe (60 ml) d'eau tiède

1 pincée de sel

½ c. à thé (3 ml) de crème de tartre

2 c. à soupe (30 ml) d'amarante

PRÉPARATION

Préchauffer le four à 350 °F (180 °C).

Mélanger les farines, le tapioca, la poudre à pâte et la gomme de guar ou de xanthane.

Dans un bol, battre les jaunes jusqu'à consistance épaisse et pâle, ajouter ¼ tasse (65 ml) de sucre graduellement en battant bien. Ajouter l'essence de citron, le zeste et l'eau. Incorporer les ingrédients secs.

Dans un petit bol, monter les blancs en neige ferme mais non sèche. Quand les blancs deviennent mousseux, ajouter le sel et la crème de tartre, et ajouter graduellement le reste du sucre, l'amarante et battre.

En pliant, incorporer les œufs battus à la pâte. Mettre un papier parchemin sur une petite plaque à biscuit non graissée et y verser la pâte.

Cuire au four de 25 à 30 minutes. Attendre 15 minutes avant de retourner le gâteau sur un linge pour enlever le papier.

Chapitre 7

L'alimentation vivante
par Gabrielle Samson

Introduction

Gabrielle Samson est chef propriétaire du Kirlian Café, restaurant-boutique spécialisé en alimentation biologique, végétalienne et crue situé au cœur du village touristique de Val-David dans les Laurentides. Les produits du Kirlian Café sont distribués dans les épiceries santé Rachelle-Béry et en ligne au www.kirliancafe.com. Vous pouvez communiquer avec elle à travers son blogue à l'adresse suivante www.gabriellesamson.com. Gabrielle offre des cours de cuisine, des conférences, des ateliers et retraites santé un peu partout au Québec.

Mon intérêt pour l'alimentation et la cuisine remonte à mon enfance. J'ai grandi dans une famille au mode de vie alternatif. Nous avons eu des périodes où nous nous alimentions de façon végétarienne qui alternaient avec des périodes où nous mangions un peu de viandes blanches et de poissons. Nous consommions rarement des produits laitiers. Ma mère naturopathe m'a toujours vanté les vertus des aliments entiers et naturels. Je me souviens qu'elle répétait souvent la théorie d'Antoine Béchamp: «La maladie n'est rien, le terrain est tout.»

J'ai toujours eu une bonne force vitale, mais des sensibilités particulières aux aliments. Cela m'a amenée à me poser énormément de questions sur la façon dont je devais me nourrir. Lorsque j'allais chez mes amis, je me sentais souvent mal après avoir mangé. Vers l'âge de 20 ans, j'ai commencé à avoir des réactions très désagréables durant certains repas: je me mettais à manquer d'air au point de ne plus pouvoir avaler une seule bouchée.

Comme bien de gens, je croyais que les céréales entières étaient bonnes pour moi, mais malheureusement, un muffin consommé le matin pouvait entraîner six heures de problèmes respiratoires. Pendant plusieurs années, j'ai tenté de chercher la cause de ce problème sans trop de succès.

L'alimentation vivante

En 2006, lors d'une visite à la Grande Bibliothèque de Montréal, je fis une découverte marquante pour mon cheminement personnel. Je venais de découvrir les recherches du Dr Gabriel Cousens portant sur l'alimentation vivante et ses bienfaits. À l'époque, je ne savais pas que ce genre d'alimentation existait; cela piqua ma curiosité et je voulus en savoir davantage.

Le Dr Cousens est le fondateur et directeur du *Tree of Life Rejuvenation Center*, en Arizona. Ce centre a pour but d'aider, grâce à l'alimentation vivante, les gens souffrant de problèmes de dépression, de diabète et de différentes maladies inflammatoires. La théorie du Dr Cousens est basée sur l'hypothèse que lorsque nous adoptons un mode de vie sain et consommons des aliments crus, biologiques et végétaliens (sans produits d'origine animale), nous favorisons un terrain optimal pour maintenir notre corps en santé, quelles que soient nos prédispositions génétiques. À l'inverse, une alimentation transformée industriellement, pauvre en nutriments et riche en sucres raffinés, altère notre corps et le rend acide. Un corps acidifié est le terrain idéal pour le développement de bactéries et de champignons qui affaiblissent notre système et déroulent le tapis rouge pour toutes sortes de maladies dégénératives et infections. Ainsi, comme Jacqueline Lagacé (Ph. D) le souligne dans son livre *Comment j'ai vaincu la douleur et l'inflammation chronique par l'alimentation* (p. 173): «On ne peut changer les facteurs génétiques, mais on peut agir sur certains facteurs de l'environnement comme c'est le cas pour l'alimentation.»

C'est en prenant connaissance des recherches du Dr Cousens que mon intérêt pour l'alimentation vivante s'est développé. J'ai commencé à faire plusieurs expériences culinaires, plutôt décevantes au début. Ma famille et mes amis me trouvaient un peu bizarre. À cette époque, je ne connaissais personne qui était adepte de ce genre d'alimentation.

Le Costa Rica

Lors d'un voyage au Costa Rica, j'ai découvert que l'alimentation vivante ne se limitait pas à l'approche thérapeutique du Dr Cousens. En effet, c'est en explorant le potentiel créatif de cette cuisine dans un cadre gastronomique que ma démarche s'est approfondie.

Aussi, dans la communauté où je vivais, il n'y avait aucun blé, café ou produit laitier. La nourriture était végétalienne et en grande majorité crue. Je me sentais très bien en consommant cette nourriture. De retour au pays, lorsque j'ai consommé un sandwich fait de blé, j'ai pu constater à quel point les problèmes de santé sont liés à l'alimentation. Le fait d'avoir pris une distance vis-à-vis de notre façon moderne de nous nourrir m'a permis de réaliser que mes problèmes respiratoires étaient directement liés à ma consommation de blé. Il est devenu évident que certaines céréales étaient néfastes pour ma santé.

Mon expérience au Costa Rica fut très déterminante et enrichissante. J'ai eu l'occasion de travailler dans un comptoir d'alimentation vivante et de mettre sur pied un bar à smoothies dans le restaurant d'un ami.

Le Kirlian Café

De retour au Québec, j'ai décidé de m'établir dans les Laurentides. De fil en aiguille, les événements et les circonstances m'ont amenée à ouvrir un restaurant d'alimentation vivante à Val-David. En collaboration avec Denis Boucher, mon collègue de travail de l'époque, j'ai commencé, au printemps 2009, à vendre mes créations crues au marché d'été de Val-David. La réponse fut extraordinaire et les clients en redemandaient. Rapidement, nous avons trouvé un local, ouvert un comptoir de mets pour emporter et quelques mois plus tard, le Kirlian Café ouvrait ses portes.

Ma mission actuelle est de transmettre mes connaissances en cuisine crue au plus grand nombre de personnes possible. Je désire démontrer que l'alimentation saine n'a pas à faire de compromis sur le plan du goût. Mon restaurant, mes produits et mes cours de cuisine me permettent de partager avec vous les bienfaits de l'alimentation vivante. Comme je le dis souvent: «On a fait bien du chemin depuis les sandwichs au tofu de mon enfance!» Aujourd'hui, il n'est plus nécessaire de faire des sacrifices pour bien s'alimenter et être en santé; nous disposons de nombreux produits santé, il s'agit de les découvrir. Je vous invite à partager mes recettes avec vos amis les plus sceptiques, vous pourriez être surpris de leur réaction.

Il est important de nous rappeler que nous portons en nous des différences et que la clé de la santé est d'écouter la sagesse infinie de notre corps pour savoir ce dont il a besoin. À travers les nombreuses théories alimentaires, il est difficile de savoir ce qui est vraiment bon pour soi. Prenez votre temps pour transformer votre alimentation, un pas à la fois, et ajouter du vivant dans votre assiette: votre corps vous remerciera.

Qu'est-ce que l'alimentation vivante ?

Selon les principes de l'alimentation vivante, un aliment est qualifié de «vivant» lorsqu'il est de source végétale, idéalement biologique, et qu'il n'a pas été pasteurisé, irradié, modifié génétiquement, ni cuit.

Qu'est-ce que les aliments vivants ont de si précieux? En plus des phytonutriments, des antioxydants, des vitamines et des minéraux, ils contiennent des enzymes. La plupart des réactions chimiques exécutées dans le corps et pendant le processus de digestion sont catalysées par les enzymes. Elles permettent, entre autres, la synthèse des vitamines, transforment les protéines en acides aminés, l'amidon en sucre simple, les graisses en acides gras et rendent les minéraux assimilables. Tout au long de l'appareil digestif, elles travaillent à transformer les aliments en nutriments et organisent les activités d'assimilation.

Nous détenons tous une quantité limitée d'enzymes digestives, c'est pourquoi il est souhaitable de préserver les enzymes déjà présentes dans les aliments crus. Au-delà d'environ 115 °F (46 °C), les enzymes sont détruites. Bien entendu, le corps humain est capable de fournir des enzymes digestives, mais ce processus demande beaucoup d'énergie. Cela explique souvent pourquoi nous nous sentons lourds et fatigués après un repas copieux et cuit plutôt que légers et remplis d'énergie à la suite d'un repas vivant. En ajoutant des aliments crus dans votre assiette, vous vous assurez de consommer des enzymes avec votre repas, facilitant ainsi la digestion de celui-ci.

Les aliments crus ont moins de chances que ceux transformés et cuits de contenir des molécules qui ne peuvent être dégradées par les enzymes humaines. Ils sont libres de gras dénaturés par la cuisson, de molécules issues de la réaction de Maillard, contiennent moins de minéraux précipités et d'acides nucléiques dénaturés. Ces différentes molécules doivent être prises en charge par le corps, ce qui lui demande énormément d'énergie, pollue ce dernier de différentes façons et favorise le développement de maladies d'encrassage et d'élimination.

Les crudivores soutiennent que ce type d'alimentation vivante leur permet de se sentir plus énergisés, qu'il augmente leur sensation de vitalité et leur attention, favorise la désintoxication de leur corps et soutient leur santé en général. Certains ont trouvé dans l'alimentation vivante une excellente façon de perdre du poids ou de contrôler leur poids tout en mangeant à leur faim. Je vous invite à en faire l'essai par vous-même. Une chose est certaine, plus notre alimentation est saine et près de la nature, plus nous nous sentons bien dans notre corps.

Les avantages de consommer plus d'aliments crus sont nombreux. Ils contiennent naturellement beaucoup d'eau et de fibres qui favorisent une bonne hydratation et un bon transit intestinal. Les phytonutriments qu'ils contiennent renforcent le système immunitaire. Aussi, ils regorgent de minéraux alcalins qui contribuent à équilibrer le pH du corps, permettant ainsi d'éviter les maladies d'inflammation chronique, les problèmes de peau ainsi que le développement d'infections causées par les bactéries, les champignons et les levures. Les bénéfices sont évidemment directement proportionnels à la qualité de l'alimentation.

Il n'est pas rare de subir des effets secondaires à la suite des changements apportés à notre régime alimentaire. Lorsque nous cessons d'encrasser notre corps, celui-ci bénéficie de plus d'énergie et il lui est alors possible de commencer un processus de détoxification. Ces effets peuvent prendre la forme de maux de tête, mucus, maux de cœur, tremblement, etc. Ces réactions sont normales et il ne faut pas s'en inquiéter. En changeant graduellement d'alimentation, les effets désagréables devraient être moins importants. Si vous avez des préoccupations de santé de ce genre, je vous invite à consulter un naturopathe ou un autre spécialiste de la santé globale. Celui-ci s'assurera, entre autres, que vos organes émonctoires fonctionnent de manière à assurer une bonne élimination des toxines.

Techniques de cuisine vivante

Le trempage

Le trempage est la première étape de la germination; il rend les graines et les noix plus faciles à digérer. En effet, le trempage enraye l'action des inhibiteurs d'enzymes qui empêchent les graines et les noix de germer dans un milieu non clément et rendent leur digestion difficile. En immergeant les semences dans l'eau, la vie se réveille et des transformations chimiques s'opèrent. Penser à faire tremper des noix et des graines avant d'aller se coucher deviendra une habitude comme le fait de se brosser les dents.

La germination

Faire germer des graines, des noix et des légumineuses en bocaux ou cultiver de jeunes pousses sur terreau est un moyen économique de vous procurer des aliments vivants et frais à l'année. Ajoutez des germinations à tous vos repas et voyez les effets positifs sur votre santé.

Les nutriments apportés par les pousses ou micro-verdures ainsi que les germinations sont facilement assimilables, car ils sont déjà partiellement digérés. Les pousses sont un véritable réservoir d'énergie et apportent à l'organisme tout le potentiel de la plante adulte. Elles contiennent énormément d'enzymes bénéfiques à toutes nos fonctions vitales dont la digestion. Leurs acides aminés sont concentrés, elles sont très riches en vitamines, en antioxydants et facilitent l'absorption des minéraux. Les germinations ne monopolisent pas d'énergie pour leur digestion, mais régénèrent et revitalisent tout l'organisme. Il est facile de faire des pousses ou des germinations chez soi pour ajouter du vivant dans notre assiette. Si vous n'avez pas le pouce vert, vous les trouverez dans vos épiceries santé.

La fermentation

La fermentation est une technique de conservation utilisée depuis la nuit des temps. La lacto-fermentation ou fermentation lactique est un type de fermentation qui, comme son nom l'indique, résulte en la production d'acide lactique à la suite de la transformation des sucres et amidons par des bactéries. Elle n'est pas exclusivement liée aux produits laitiers. Le processus de lacto-fermentation augmente de façon considérable les vitamines et rend beaucoup plus bio-disponibles les minéraux, oligoéléments et acides aminés.

Les produits lacto-fermentés sont réputés pour régénérer la flore intestinale en apportant des probiotiques (bactéries saprophytes ou amies) à notre système digestif. Les aliments fermentés sont plus faciles à digérer et mieux assimilés par l'organisme, car les bactéries qu'ils contiennent en font littéralement des «aliments vivants». Voici pourquoi la choucroute, le yogourt de noix, le miso, le kombucha et tous les légumes lacto-fermentés sont très appréciés par les adeptes de l'alimentation vivante.

Les bonnes épiceries santé offrent généralement les germinations et lacto-fermentations de la compagnie Pousse-Menu reconnue pour la qualité de ses produits.

Aliments substituts et équipements

Options pour remplacer la farine de blé

Pour remplacer la farine de blé dans les recettes, je vous suggère d'utiliser une farine de noix et graines telle que la farine d'amande, de noisette, de cajou, de graines de tournesol, la pulpe de noix et la farine de sarrasin germé moulu (voir la section recettes de ce chapitre).

Les aliments susceptibles de remplacer les pâtes alimentaires

Les pâtes alimentaires font partie des aliments réconfortants et sont bien ancrées dans notre culture. Je conseille de fabriquer vous-même des pâtes végétales à partir de courgettes (zucchinis), radis blancs (daïkon), patates douces, etc. Je vous recommande à cet effet d'utiliser un spiraleur comme celui de Paderno qui est un instrument de bonne qualité. L'effet est surprenant, le goût excellent et c'est très rapide à faire.

Mélanger les courgettes jaunes et vertes pour ajouter de la couleur dans votre assiette. Lorsque vous souhaitez manger chaud, il vous est possible de blanchir les spaghettis de légumes dans l'eau chaude pendant 30 secondes (voir la liste des équipements recommandés).

Il y a aussi les nouilles de varech (*kelp noddle*). Ce produit est prêt à manger, ne nécessite aucune cuisson et peut être ajouté à n'importe quel plat: salade, sauté, pâtes et soupe.

Les céréales prêtes à manger recommandées

Le chia trempé une vingtaine de minutes dans un liquide de votre choix (lait de noix, jus de fruits maison, etc.) peut servir de céréale à déjeuner. Ajoutez, selon votre goût, fruits frais, noix de coco râpée, poudre de cacao crue, maca, compote de pommes, etc.

Le chia est une petite graine mucilagineuse riche en oméga-3 et en acides aminés. Grâce à ses fibres hydrosolubles, il est excellent pour les diabétiques, car il réduit l'absorption de sucre dans le sang, empêchant les augmentations rapides de glycémie.

Je vous suggère aussi le mélange de granolas crus sans gluten à base de sarrasin et de noix germées du Kirlian Café. Ce mélange est très nourrissant et vous n'avez pas besoin d'en manger beaucoup pour être rassasié. Nous suggérons de le consommer avec un lait de noix ou de l'apporter comme collation pour la route.

Biscottes, craquelins, wraps

Vous pouvez consommer des craquelins crus à base de légumes et de graines de lin doré. Il est possible de les faire vous-même ou de les acheter dans les épiceries santé dans la section alimentation vivante.

Les feuilles de nori crues (algue utilisée pour la fabrication de sushis) peuvent servir de substituts aux wraps ou tortillas. Essayez-les avec la recette de pâté de noix au cari et des légumes présentée dans la section des recettes crues.

Substituts de lait animal, lait en poudre et beurre

Il est facile de faire soi-même son propre lait de noix en quelques minutes. Celui-ci sera délicieux, frais, non pasteurisé et sans additifs (voir la section des recettes crues).

Vous pouvez utiliser de la poudre de lait de coco pour certaines recettes qui demandent du lait en poudre.

Pour remplacer le beurre animal, j'utilise l'huile de noix de coco de première pression à froid, biologique et non désodorisée. Elle contient des triglycérides à chaîne moyenne (TCM) que le foie métabolise rapidement sans les stocker. En effet, l'huile de noix de coco est transformée en énergie plutôt que d'être stockée comme matières grasses dans le foie et dans les cellules. Aussi, elle renforce les défenses immunitaires par ses fonctions antibactériennes, antivirales et antifongiques. En cuisine vivante, l'huile de noix de coco nous permet de créer des textures dans les tartes, mousses et chocolats. Comme c'est un gras saturé, il devient solide lorsqu'il refroidit.

Pour obtenir un effet de durcissement sans cuisson, sans œufs ou produits laitiers, nous utilisons aussi le beurre de cacao cru obtenu par la pression mécanique de la fève de cacao. Ce beurre est encore plus solide à température de la pièce que l'huile de noix de coco.

Quelques-uns de mes produits préférés

Vinaigre de cidre de pomme non pasteurisé: parce qu'il est vivant, a un effet alcalinisant sur le corps et ajoute une touche acidulée à mes vinaigrettes. C'est le seul vinaigre à posséder ces caractéristiques.

Les algues (spiruline, chlorelle, wakamé, aramé, nori, etc.): elles sont très riches en protéines, vitamines et minéraux. Par exemple, le wakamé a une teneur en calcium de 1300 mg/100 g en comparaison du lait entier de vache dont la teneur est de 113 mg/100 g.

Les noix biologiques: elles contiennent de bons gras et des protéines.

Les fruits séchés biologiques: ils ajoutent une touche fruitée et sucrée à mes plats et, puisqu'ils sont biologiques, ils ne contiennent pas les dangereux sulfites auxquels plusieurs personnes sont allergiques.

Les graines de chanvre: elles contiennent des acides gras essentiels (oméga-3 et oméga-6), les huit acides aminés essentiels et leur goût est fabuleux; j'en ajoute à presque tous mes plats.

Le cacao cru: il est une des plus riches sources de magnésium au monde, il est riche en vitamine C, et me rend de bonne humeur. Le cacao cru et le chocolat noir (végétalien) sont bien différents du chocolat au lait traditionnel dont je ne recommande pas la consommation. Aussi, le chocolat sur le marché est toujours torréfié, sauf mention contraire, et diffère du cacao cru que nous utilisons en alimentation vivante. Vous trouverez le cacao cru dans les magasins d'aliments naturels. Le cacao cru a plusieurs secrets bien gardés et je vous invite à faire des recherches sur ce sujet.

Liste d'équipements de cuisine suggérés pour cuisiner cru

Voici la description des principaux instruments utilisés dans la préparation des «aliments vivants». Ces appareils vous feront gagner du temps et vous aideront à réussir parfaitement vos recettes. Les bons outils font la différence !

Mélangeur haute vitesse de marque Vitamix

C'est le meilleur ami du crudivore et du chef cuisiner. Ce mélangeur n'a rien à voir avec votre mixeur ordinaire. Il vous fera gagner temps et argent. Grâce à son moteur très puissant, il permet de liquéfier pratiquement n'importe quoi. Je suis certaine que vous vous en servirez plusieurs fois par jour. Cet instrument vous permettra de faire en quelques minutes vos soupes crues chaudes, smoothies, fromages de noix, sauces tomate, vinaigrettes, préparations de yogourt, etc. Avec son poussoir, vous pouvez mélanger des ingrédients plus denses comme des noix et obtenir une consistance lisse à tout coup. Je vous conseille un Vitamix avec gradateur de vitesses facile à laver et dont la garantie est de sept ans. (Pour commander un Vitamix, téléphoner au 1 800 vitamix ou 1 800 848-2649, poste 2303. Utiliser le code 06-005418 pour obtenir la livraison gratuite.)

Robot culinaire

Un bon robot culinaire vous fera gagner beaucoup de temps pour hacher les légumes et les noix. Il permet aussi de contrôler la texture de vos pâtés, croûtes à tarte crues et de confectionner des boules d'énergie en quelques minutes. Pour ma part, j'utilise le Cuisinart pour la qualité et la durabilité de son moteur.

Spiraleur (trancheuse rotative, Spirooli)

Cet appareil permet de trancher et de faire des «spaghettis» de légumes. Très facile à utiliser et rapide. Vos invités apprécieront les délicieuses pâtes de légumes faites en un tour de main. Je vous conseille le spiraleur de la marque Paderno pour la qualité de ses lames.

Déshydrateur

Un déshydrateur permet de sécher les aliments pour les conserver. Aussi, il ajoute chaleur et texture aux aliments crus. Grâce au déshydrateur, vous pourrez créer des craquelins, wraps, pains crus et granolas maison sans gluten ni glycotoxines. Utile pour déshydrater vos fruits, légumes et herbes du jardin. Il remplace facilement la yaourtière pour la fabrication de yogourt. J'utilise la marque Excalibur en raison de son contrôle uniforme de la température et la garantie offerte sur ses produits. Excalibur vend des feuilles antiadhésives qui permettent de déshydrater les aliments.

Sac à lait de noix

Les filtres à lait en nylon permettent de filtrer la pulpe des noix pour en extraire le jus. Ils sont utiles également pour concentrer le yogourt en crème et même en fromage. Nous pouvons utiliser ce sac pour les germinations, filtrer les noyaux des fruits ou les graines des framboises pour en faire des coulis, etc.

Sorbetière

Utile pour vous faire de délicieux desserts glacés sans produits laitiers. J'utilise une sorbetière Cuisinart et je suis satisfaite des résultats obtenus. Il existe deux sortes de sorbetière: celle nécessitant de congeler le bol isotherme toute la nuit avant de pouvoir s'en servir et celle avec un compresseur. Avec le premier type d'appareil, il est possible de faire seulement une recette de dessert glacé par jour tandis qu'avec un compresseur, il est possible de faire plusieurs lots par jour.

Extracteur à jus

Un extracteur à jus vous permet de faire vous-même vos jus frais remplis d'enzymes et de vitamines, non sucrés et non pasteurisés. Il existe deux types d'extracteurs: les centrifugeuses et les extracteurs à vis sans fin. Le premier type est plus rapide et souvent plus économique. Il permet d'extraire le jus des fruits et des légumes. Le jus extrait grâce à une centrifugeuse s'oxyde facilement; il est donc préférable de le consommer immédiatement. D'un autre côté, les extracteurs à vis sans fin comme le Champion, Omega ou Green Star ont la capacité d'extraire le jus des feuillages; ils préservent de façon plus intégrale les propriétés bénéfiques des végétaux et il est possible de faire des beurres de noix dans ces derniers.

Les recettes de Gabrielle Samson

Recettes de base

Farine de noix

Faire tremper les noix (amandes, noisettes, etc.) dans l'eau environ 8 heures à la température de la pièce. Rincer et égoutter les noix puis les placer au déshydrateur à 117 °F (46 °C) jusqu'à ce qu'elles soient complètement sèches. Moudre les noix au moulin à café ou au mélangeur. Conserver la farine au congélateur. Utiliser cette farine pour vos biscuits et gâteaux.

N. B. Les noix de cajou n'ont pas besoin d'être trempées et déshydratées avant d'être moulues.

Pulpe de noix

La pulpe est obtenue lors de l'extraction du lait de noix; c'est le résidu formé dans le sac après avoir passé ou filtré le lait. Cette pulpe peut être ajoutée aux gâteaux, biscuits et craquelins. Elle est moins savoureuse que la farine de noix et contient beaucoup de fibres. Elle peut être congelée ou utilisée immédiatement.

Lait de noix et graines

Généralités

Il est possible de faire du lait avec pratiquement n'importe quelle noix (amande, noisette, pacane) ou graine (chanvre, sésame, etc.). En général, les noix ont besoin d'être filtrées contrairement aux graines. Utilisez des noix et des graines crues et autant que possible biologiques. Le lait de noix (ou graines) se conserve de 3 à 7 jours au réfrigérateur. Pour une plus grande fraîcheur, conservez-le dans des pots Mason.

ASTUCE • faire tremper les noix dans l'eau sur le comptoir de la cuisine la veille. Bien rincer au matin.

Lait d'amandes

Ingrédients

- 1 tasse (250 ml) d'amandes trempées dans l'eau pendant 8 heures, rincées à grande eau et égouttées
- 3 à 6 tasses (750 ml à 1,5 L) d'eau, selon la consistance voulue
- 1 c. à thé (5 ml) de vanille (extrait, poudre ou ½ gousse), au goût
- 3 dattes medjool ou plus, au goût

Préparation

Agiter les amandes et l'eau dans le mélangeur haute vitesse.

Filtrer avec un sac à lait. Bien presser le mélange afin d'extraire le plus de lait possible.

Remettre le lait dans le mélangeur et ajouter, au goût, vanille et dattes.

N. B. Pour fabriquer du lait avec une autre variété de noix ou de graines, suivre les mêmes étapes.

Déjeuners

Smoothie vert déjeuner

Pour 1 personne

Cette boisson constitue un excellent réveille-matin qui vous donnera de l'énergie et renforcera votre système immunitaire. Elle est riche en acides aminés, calcium, fer et vitamines comme la B12. Cette recette de smoothie est la vedette n° 1 du Kirlian Café.

Ingrédients

1 banane fraîche ou congelée

1 datte medjool

1 c. à thé (5 ml) de spiruline hawaïenne

1 c. à thé (5 ml) d'amandes trempées et égouttées

2 c. à thé (10 ml) de graines de sésame non décortiquées (contiennent plus de calcium)

1 tasse (250 ml) de jus d'orange fraîchement pressé

1 poignée de glaçons, si désiré

Préparation

Agiter tous les ingrédients au mélangeur haute vitesse et déguster.

Pudding de chia

Pour 1 personne

Ce pudding est très facile à faire et est rempli d'acides aminés, d'oméga-3 et de fibres hydrosolubles. Il a l'avantage de couper la faim rapidement et de servir aussi bien de collation que de déjeuner. Variez la recette selon votre inspiration en conservant la proportion chia-liquide.

Ingrédients

1 tasse (250 ml) de lait d'amandes crues

3 c. à soupe (45 ml) de graines de chia

3 c. à soupe (45 ml) de raisins secs

1 c. à thé (5 ml) d'extrait de vanille

1 c. à soupe (15 ml) de sirop d'érable, au goût

½ c. à thé (3 ml) de cannelle

1 pincée de muscade

½ pomme en morceaux

Quelques morceaux de noix de Grenoble

Préparation

Verser le lait dans un bol, ajouter les graines de chia tout en mélangeant avec un fouet pour éviter la formation de grumeaux.

Ajouter en mélangeant les raisins secs, l'extrait de vanille, le sirop d'érable et les épices.

Laisser les fibres du chia absorber le liquide pendant 20 à 40 minutes, ou jusqu'à ce que le pudding ait une consistance gélatineuse.

Brasser de temps en temps au besoin.

Ajouter la demi-pomme et les noix de Grenoble avant de servir.

Se conserve quelques jours au réfrigérateur dans un contenant hermétique.

Yogourt de cajou

Cette recette de yogourt est le résultat d'un travail de collaboration avec Patrick Gagnon, chef au Kirlian Café. Étant végétalienne depuis des années, le fait de pouvoir retrouver le goût du yogourt traditionnel fut extraordinaire pour moi. J'adore manger ce yogourt avec des baies du Québec. C'est un très grand vendeur au marché d'été de Val-David : nous le servons avec des granolas et des fruits de saison.

Ingrédients

3 tasses (750 ml) de noix de cajou trempées dans l'eau pendant 1 heure

½ tasse (125 ml) de sirop d'érable biologique

1½ c. à soupe (23 ml) de jus de citron

3 tasses (750 ml) d'eau

1 capsule de probiotiques non laitiers (section suppléments – magasin d'aliments naturels)

Préparation

Rincer les noix de cajou.

Au mélangeur haute vitesse, agiter les noix de cajou, le sirop d'érable, le jus de citron et l'eau jusqu'à consistance très lisse.

Ajouter au mélange le contenu de la capsule de probiotiques non laitiers, agiter quelques instants seulement. Verser dans un récipient puis couvrir de pellicule plastique.

Mettre au déshydrateur à 104 °F (40 °C) 8 heures et plus. Sortir du déshydrateur, mélanger avec une cuillère et conserver au réfrigérateur quelques semaines.

VARIANTE • Utiliser une yaourtière et suivre les instructions du fabricant.

Tartinades et pâtés

Fromage de macadam

Cette tartinade est tellement savoureuse que vous n'avez même pas besoin de dire qu'elle est santé ! Je vous conseille de cacher le contenant sinon il disparaîtra aussitôt !

Ingrédients

1 tasse (250 ml) de noix de macadam

1 tasse (250 ml) de noix de cajou

1 c. à soupe (15 ml) d'oignon haché

1 c. à thé (5 ml) de sel de mer

1 c. à thé (5 ml) de jus de citron frais

2 c. à soupe (30 ml) d'huile d'olive extra-vierge

½ c. à soupe (8 ml) de miso soja et riz Massawipi

½ c. à soupe (8 ml) de levure alimentaire Red Star

Préparation

Tremper les noix dans 4 tasses (1 L) d'eau à température ambiante pendant une heure. Égoutter et rincer.

Mettre tous les ingrédients au Vitamix (mélangeur haute vitesse), ou au robot culinaire, et mélanger jusqu'à consistance lisse avec le poussoir.

SUGGESTION • Ce fromage se consomme avec des craquelins crus, sandwichs, sushis et autres mets. Il se conserve quelques semaines au réfrigérateur.

Pâté de noix au cari

Cette recette de pâté protéiné a été inventée par mon amie Marie-Josée Richer de la compagnie Prana.

½ tasse (125 ml) de graines de tournesol trempées toute la nuit et égouttées

½ tasse (125 ml) d'amandes trempées toute la nuit et égouttées

½ tasse (125 ml) de graines de citrouille trempées toute la nuit et égouttées

1 tasse (250 ml) de noix de Grenoble

1 tomate coupée en morceaux

1 tasse (250 ml) de chou-fleur coupé en morceaux

1 carotte coupée en morceaux

¼ tasse (65 ml) de jus de citron frais

2 c. à soupe (30 ml) de sauce soja sans gluten

1½ c. à soupe (23 ml) de poudre de cari

1 pincée de poudre de Cayenne

1½ c. à thé (8 ml) de sel de mer

Préparation

Au robot culinaire, en utilisant la fonction pulsation, mélanger tous les ingrédients jusqu'à consistance homogène. Le pâté se conserve au réfrigérateur une semaine, il peut aussi être congelé.

SUGGESTION • Ce pâté sert de base pour nos sushis aux feuilles de nori cru.

Vous pouvez aussi le servir sur des craquelins, du pain, etc.

Soupes

Soupe chaude aux betteraves (type bortch)

Pour 1 personne

Cette recette de soupe n'est qu'un exemple. Je vous invite à essayer toutes sortes de légumes. Elle est très rapide et facile à préparer.

Ingrédients

1 betterave moyenne biologique, lavée

¼ d'avocat

½ gousse d'ail

1 c. à soupe (15 ml) d'échalote hachée

½ c. à thé (3 ml) du mélange d'épices de votre choix (je suggère de mélanger Cayenne, poivre, sel de mer et cumin)

2 c. à soupe (30 ml) de sauce soja sans gluten

¾ tasse (190 ml) d'eau chaude non bouillante

Préparation

Mélanger tous les ingrédients au mélangeur haute vitesse.

SUGGESTION • Mettre dans un joli bol et ajouter des tranches d'échalote sur le dessus pour décorer. Déguster avec des craquelins crus et du fromage de macadam.

La soupe miso de Gabrielle

Pour 1 personne

Le miso est une pâte de soja fermenté, riche en protéines, en lactobacilles et en enzymes (miso non pasteurisé seulement). Je vous conseille la marque québécoise de miso Massawipi pour la qualité de leurs produits. La recette que je vous présente peut être modifiée selon votre désir et votre goût en changeant la quantité des ingrédients.

Ingrédients

1 tasse (250 ml) d'eau chaude non bouillante

1 c. à soupe (15 ml) de miso soja et riz Massawipi

1 pincée de gingembre frais haché

1 pincée d'ail haché

1 grosse pincée d'aramé

⅛ c. à thé (0,5 ml) de jus de citron

⅛ c. à thé (0,5 ml) de sauce soja sans gluten

1 pincée d'échalote hachée

1 pincée de carotte râpée

1 champignon tranché fin

1 pincée de poudre de Cayenne

Graines de sésame pour la décoration

Coriandre fraîche pour la décoration

Préparation

Faire chauffer de l'eau dans une bouilloire.

Dans un bol à soupe, mettre le miso, le gingembre, l'ail, l'aramé, le jus de citron et la sauce soja. Ajouter ½ tasse (125 ml) d'eau chaude et mélanger vivement jusqu'à dissolution du miso.

Ajouter le reste de l'eau, l'échalote et la carotte râpée.

Poser les champignons sur le bouillon et parsemer de poudre de Cayenne, de graines de sésame et de coriandre avant de servir.

Les pâtes végétales

Ingrédients

2 courgettes biologiques par personne

Préparation

Bien laver les courgettes avec une brosse à légumes puis couper les bouts.

Pour former des spaghettis, utiliser le spiraleur à légumes selon les instructions du fabricant.

SUGGESTION • Les pâtes peuvent se servir avec de l'huile d'olive, du pesto, des légumes ou une sauce tomate.

ASTUCE • Vous pouvez tremper les pâtes végétales 30 secondes dans de l'eau chaude (non bouillante) pour les réchauffer.

Sauce tomate crue

Cette sauce est merveilleuse parce qu'elle est très rapide à faire et ne salit presque pas de vaisselle.

Ingrédients

2 tasses (500 ml) de tomates fraîches

1 c. à thé (5 ml) de gingembre frais, haché

3 petites gousses d'ail

⅓ tasse (85 ml) de poivron rouge

1½ c. à thé (8 ml) de sel de mer non raffiné

1 tasse (250 ml) d'huile d'olive extra vierge biologique

¼ tasse (65 ml) de vinaigre de cidre de pomme cru (non pasteurisé)

Préparation

Mettre tous les ingrédients au mélangeur haute vitesse et broyer jusqu'à consistance lisse.

Ajouter aux pâtes végétales avec basilic haché, noix de pin et tomates séchées biologiques.

Se conserve une semaine au réfrigérateur.

SUGGESTION • Cette sauce est aussi très bonne comme sauce à pizza ou dans les sandwichs. Peut se congeler.

Craquelins aux amandes et carottes

Cette recette de craquelins est une variante de ma recette telle que proposée par ma collaboratrice Anne-Marie Morin.

Ingrédients

1½ tasse (375 ml) de pulpe d'amande

½ tasse (125 ml) de graines de lin dorées trempées au moins 15 minutes

1 tasse (250 ml) de pulpe de carotte*

2 c. à soupe (30 ml) de basilic frais haché fin

1 c. à thé (5 ml) de sel de mer

½ c. à thé (3 ml) de poudre de Cayenne

4 c. à soupe (60 ml) d'huile d'olive extra vierge

½ c. à thé (3 ml) de paprika

2 c. à soupe (30 ml) d'origan séché

¼ tasse (65 ml) de graines de sésame

2 gousses d'ail écrasées

1 c. à soupe (15 ml) d'oignon séché

Préparation

Dans un grand bol, mélanger tous les ingrédients à la main.

Étendre le mélange sur une feuille antiadhésive pour déshydrateur en respectant une épaisseur de ¼ de po (6 mm).

Prédécouper les craquelins à l'aide d'une spatule carrée.

Déshydrater 1 heure à 145 °F (103 °C) puis 20 heures à 115 °F (46 °C) ou jusqu'à ce que les craquelins soient complètement secs.

* La pulpe de carotte est la fibre qui reste lorsque l'on fait du jus de carotte à l'aide d'un extracteur à jus.

Se conserve plusieurs mois dans un contenant hermétique dans un endroit frais et sec.

Croustilles de kale

Les croustilles de kale (chou frisé) sont tellement bonnes que vous risquez de les manger toutes avant même qu'elles ne soient complètement déshydratées. Elles ont l'avantage de n'être pas frites. Vous pouvez en mettre partout: sur vos soupes, dans vos salades, etc. Elles sont riches en fer, calcium, fibres et vitamine C.

Ingrédients

1 tasse (250 ml) de noix de cajou trempées 1 heure

1 c. à soupe (15 ml) de jus de citron

2 c. à thé (10 ml) de levure alimentaire Red Star

2 c. à thé (10 ml) de miso soja et riz Massawipi

2 c. à thé (10 ml) de vinaigre de cidre de pomme cru non pasteurisé

1 pincée de poivre

1 c. à thé (5 ml) de sel et 1 pincée pour le kale

1 c. à thé (5 ml) de poudre de cari

⅛ c. à thé (0,5 ml) de poudre de Cayenne

1 c. à thé (5 ml) de cumin moulu

2 c. à soupe (30 ml) d'huile d'olive biologique extra vierge et plus pour le kale

1 c. à soupe (15 ml) d'eau

1 botte de chou frisé (kale)

Préparation

Mélanger tous les ingrédients sauf le kale dans le mélangeur haute vitesse ou le robot culinaire jusqu'à l'obtention d'une pâte de cajou lisse.

Laver le kale et enlever la tige centrale.

Dans un bol, masser les feuilles de kale avec un peu d'huile d'olive et une pincée de sel.

Ajouter la pâte de cajou et bien mélanger.

Étendre sur les plateaux du déshydrateur et faire sécher 1 heure à 145 ºF (103 ºC) et 20 heures à 115 ºF (46 ºC).

Conserver dans un contenant hermétique à l'abri de la lumière plusieurs mois.

VARIANTE • Utiliser le robot culinaire pour faire la pâte de cajou.

Collations et desserts

Biscuits orange et cardamome

Donne environ 12 biscuits

Ces petits biscuits sont délicieux. Vos enfants petits et grands les aimeront. Ne vous laissez pas décourager par la liste des ingrédients; ils sont très faciles à faire !

Ingrédients

½ tasse (125 ml) de dattes

½ tasse (125 ml) de raisins secs trempés

½ tasse (125 ml) de sirop d'érable

2 c. à soupe (30 ml) de beurre d'amande

½ c. à soupe (8 ml) d'extrait de vanille

2 c. à soupe (30 m) de jus d'orange frais

½ c. à thé (3 ml) de cannelle moulue

½ c. à thé (3 ml) de poudre de cardamome

½ c. à thé (3 ml) de sel de mer non raffiné

1 tasse (250 ml) de pacanes

1 tasse (250 ml) d'amandes

1 pomme en petits morceaux

¾ tasse (190 ml) de noix de coco râpée sans sulfites (biologique)

1 c. à thé (5 ml) de zeste d'orange biologique frais

½ tasse (125 ml) de canneberges biologiques

Préparation

Mettre les dattes, les raisins, le sirop d'érable, le beurre d'amande, la vanille, le jus d'orange, la cannelle, la cardamome et le sel dans le robot culinaire.

Mélanger jusqu'à l'obtention d'une consistance lisse. Réserver.

Hacher les pacanes et les amandes au robot en pulsant jusqu'à l'obtention de petits morceaux.

Ajouter au premier mélange et ajouter les morceaux de pomme, la noix de coco, le zeste d'orange et les canneberges. Mélanger à la main.

Façonner des biscuits de ¾ po (1,5 cm) d'épaisseur et 2¾ po (7 cm) de diamètre.

Étendre sur une feuille antiadhésive pour déshydrateur et sécher 1 heure à 45 ºF (103 ºC).

Retourner les biscuits, enlever la feuille antiadhésive et continuer de sécher environ 12 heures à 115 ºF (46 ºC).

Conserver au réfrigérateur 1 semaine.

VARIANTE • Former des barres énergie au lieu des biscuits. Décorer avec du chocolat fondu.

Pudding chocolat

Pour 4 personnes

Voilà un dessert santé, délicieux et facile à préparer. Il contient des gras bons pour la santé du cœur.

Ingrédients

1 gousse de vanille

2 avocats

2 bananes mûres

½ tasse (125 ml) de poudre de cacao cru

¼ tasse (65 ml) d'huile de noix de coco fondue*

¼ tasse (65 ml) de beurre de cacao fondu

½ tasse (125 ml) de sirop d'érable

Noix de coco pour garnir

Préparation

Fendre la gousse de vanille en deux à l'aide d'un couteau et en gratter les graines avec le bout d'une cuillère.

Mélanger tous les ingrédients au mélangeur haute vitesse à l'aide du poussoir ou avec des batteurs.

Mettre au réfrigérateur au moins 2 à 3 heures pour obtenir une mousse crémeuse.

Servir avec de la noix de coco comme décoration. Se conserve quelques jours au réfrigérateur dans un contenant hermétique.

VARIANTE • Mettre au congélateur toute la nuit pour obtenir de la «crème glacée».

«Crème glacée» choco-noisette

Un de mes desserts favoris a toujours été la crème glacée au chocolat. Pour ceux qui, comme moi, ont arrêté de consommer des produits laitiers, voici une recette qui vous fera plaisir. Le cacao cru est riche en arômes et apporte au corps une bonne dose de magnésium.

Ingrédients

2½ tasses (625 ml) de lait de noisette cru**

2 tasses (500 ml) de noix de cajou trempées 1 heure dans de l'eau à la température de la pièce et rincées

1 tasse (250 ml) sirop d'érable

⅔ tasse (170 ml) de poudre de cacao cru

1 c. à thé (5 ml) d'extrait de vanille

½ c. à thé (3 ml) de sel de mer non raffiné

1 c. à soupe (15 ml) de lécithine de soja sans OMG

Préparation

Mettre tous les ingrédients au mélangeur haute vitesse sauf la lécithine à puissance maximale jusqu'à l'obtention d'une consistance très lisse.

Ajouter la lécithine.

Mélanger à nouveau quelques secondes et mettre dans la sorbetière en suivant les instructions du fabricant.

Se conserve au congélateur plusieurs mois.

* Pour faire fondre l'huile de noix de coco et le beurre de cacao, vous pouvez utiliser un bain-marie ou un déshydrateur.

** Suivre la recette de préparation de lait d'amande en remplaçant les amandes par des noisettes.

Chapitre 8

La nocivité des glycotoxines

Ce huitième chapitre répond à plusieurs de mes lecteurs qui s'interrogent sur la meilleure façon de s'alimenter à la suite d'un diagnostic de diabète de type 1 ou de type 2. Certaines de ces personnes sont démunies. La seule recommandation qui leur a été faite concernant leur alimentation était d'utiliser la méthode des carrés de sucre (1 carré de sucre correspond à 5 g de glucides ou à 1 cuillère à thé de sucre).

La recherche scientifique récente concernant l'alimentation des diabétiques de type 1 et de type 2 apporte des réponses pertinentes susceptibles d'aider ces patients à maîtriser leur maladie et à minimiser les comorbidités qui lui sont associées. Dans ce but, les connaissances nouvelles acquises concernant les glycotoxines ainsi que les effets du fructose sur l'organisme ont une importance qu'ils ne peuvent ignorer.

De plus, comme le vieillissement, et plus particulièrement l'accélération de ce processus, est en rapport direct avec l'accumulation de glycotoxines dans l'organisme, le fait de prendre connaissance des résultats de la recherche dans ce domaine pourrait permettre à de nombreuses personnes d'avancer en âge en conservant une qualité de vie enviable. Cela signifie se nourrir de façon à se prémunir le mieux possible contre la maladie d'Alzheimer, les pertes de fonctions ambulatoires ainsi que l'encrassement du système cardiovasculaire.

Les glycotoxines et le diabète

L'accroissement des glycotoxines dans notre alimentation est liée aux changements socioéconomiques qui se sont accélérés graduellement ces 50 dernières années et qui ont abouti, par l'intermédiaire des nouvelles technologies, à la production de masse de la nourriture. Ainsi, les traitements appliqués aux aliments (additifs pour conserver et/ou combattre les microorganismes, chaleur, déshydratation, ionisation, irradiation) ayant pour but d'augmenter leur sécurité et leur facilité de transport ont accru les réactions de glycoxydation, donc une élévation marquée des glycotoxines dans les aliments que nous consommons.

Dans mon premier livre[1], j'ai démontré que la présence des glycotoxines (appelés aussi *advanced glycation end-product formation*) dans notre alimentation avait un impact négatif à moyen et à long terme sur notre santé en fonction de nos fragilités génétiques. Les glycotoxines se développent principalement dans les aliments d'origine animale et dans la majorité des céréales lorsque ces aliments sont chauffés à des températures supérieures à 110-120 °C. Les glycotoxines sont causées par la réaction de Maillard, une réaction non enzymatique initiée par la condensation de sucres ou de lipides avec des acides aminés (plus précisément les groupements aminés libres des protéines). Alors que la réaction de Maillard a été mise en évidence il y a plus de cent ans, ce n'est que depuis les années 2002-2003 que de nombreux scientifiques se sont vraiment intéressés à ces molécules toxiques. Cet intérêt nouveau est attribuable principalement à deux découvertes majeures: la présence à la surface de nos cellules de récepteurs RAGE (*receptor for advanced glycation end-product formation*) capables de se lier aux glycotoxines ainsi que la présence d'acrylamide dans la majorité des produits céréaliers. Environ un tiers des humains consomment quotidiennement des aliments qui contiennent des quantités non négligeables d'acrylamide. L'acrylamide est une glycotoxine particulièrement toxique qui se forme dans les produits céréaliers et dans les pommes de terre en raison de la présence de grandes quantités d'un acide aminé libre, l'asparagine. C'est sans doute la raison pour laquelle le niveau plasmatique des glycotoxines chez les végétariens serait plus élevé que celui des omnivores[2]. Lorsque chauffé à température élevée (≥ 110-120 °C), l'asparagine se lie avec des sucres (amidon) pour former de l'acrylamide. Des travaux de recherche ont montré que lorsque les récepteurs RAGE situés sur nos cellules se lient à des glycotoxines, ils peuvent altérer de façon permanente la structure et les fonctions des protéines de notre corps, provoquant ainsi l'apparition de maladies d'inflammation chronique en fonction de nos fragilités génétiques.

Parce que plusieurs protéines cellulaires ont une courte demi-vie, les cibles des effets délétères des glycotoxines sont principalement les tissus dont les protéines cellulaires se renouvellent lentement, comme les protéines du cristallin, le collagène de la peau et les protéines des membranes basales. Les membranes basales ont une importance particulière dans les différents tissus et/ou organes, car elles servent d'assise ou d'ancrage aux cellules d'origine épithéliale. Par exemple, au niveau des capillaires, la membrane basale est perméable et joue un rôle de filtre qui permet de nourrir les cellules tout en représentant une barrière physiologique extrêmement importante pour la survie et la cicatrisation des différents tissus[3].

L'exposition des bébés et des jeunes enfants aux glycotoxines

Un article scientifique publié récemment suggère fortement que les glycotoxines transmises au fœtus par la mère durant la grossesse élèveraient prématurément le taux de ces molécules toxiques chez l'enfant. Il s'agirait d'un taux comparable à celui des adultes, d'où des taux anormalement élevés de stress oxydant et d'inflammation chez les jeunes enfants, favorisant un début précoce de maladies chroniques comme le diabète[4]. De plus, des analyses ont démontré que de l'acrylamide peut être détecté dans les aliments commerciaux pour bébés et dans les laits maternisés qui leur sont destinés. Les auteurs de cet article calculent que les bébés et les jeunes enfants ingèrent proportionnellement de deux à trois fois les quantités d'acrylamide que les adultes consomment, si l'on tient compte de leur poids par rapport à la dose ingérée. Les auteurs concluent donc qu'il est nécessaire de protéger les bébés et les jeunes enfants contre des expositions indues à l'acrylamide dans les aliments qui leur sont destinés. Cela est particulièrement important, car l'acrylamide présenterait de multiples dangers pour la santé incluant des effets neurotoxiques, mutagéniques, génotoxiques, carcinogéniques ainsi que des problèmes de reproduction[5].

L'influence des glycotoxines sur l'apparition du diabète

On sait maintenant qu'un stress oxydatif élevé et persistant ainsi que des réactions inflammatoires précèdent ou se produisent durant le développement du diabète de type 1 et de type 2[6]. Ces phénomènes précipitent les complications vasculaires, rénales et autres comorbidités comme la rétinopathie (atteinte de la rétine de l'œil), observées au cours du diabète. Ces comorbidités parallèles au développement du diabète sont accompagnées de l'affaiblissement des mécanismes de défense de l'hôte. Pendant longtemps, on a pensé (certains praticiens le pensent encore) que l'hyperglycémie était la cause majeure et possiblement unique des complications observées au cours du diabète. On sait qu'une fois établi, le diabète mellitus, qui correspond à l'arrêt ou à une insuffisance de la sécrétion d'insuline, peut bénéficier d'une maîtrise stricte de l'hyperglycémie concernant certaines comorbidités telles la rétinopathie et la néphropathie. Toutefois, ce type de maîtrise est beaucoup moins efficace pour protéger les patients diabétiques contre les complications vasculaires qui entraînent des taux élevés de mortalité. De plus, on s'est aperçu que les facteurs de risque cardiovasculaires sont fréquents chez des individus qui présentent par ailleurs un phénotype normal par rapport au diabète, tout en ayant des taux élevés de stress oxydatif et d'inflammation. Ces observations mettent en évidence l'influence déterminante de l'alimentation moderne de type occidental dans le développement d'un stress oxydatif élevé en lien avec la consommation de grandes quantités de glycotoxines alimentaires. Les taux sanguins de glycotoxines particulièrement élevés chez les patients diabétiques sont favorisés par le taux élevé de sucre dans leur sang, ce qui accélère la glycation des protéines et facilite la formation des glycotoxines.

L'augmentation des glycotoxines dans notre alimentation découle du fait que l'on utilise de plus en plus des températures élevées pour conserver le plus longtemps possible les aliments de façon sécuritaire tout en favorisant intentionnellement le développement de ces molécules parce qu'elles augmentent la saveur, l'odeur et l'apparence des aliments. Soulignons que la présence des glycotoxines agit comme un stimulant de l'appétit, ce qui provoque une suralimentation, de l'inflammation, de l'obésité, du diabète et de nombreuses maladies d'inflammation chroniques.

L'importance de diminuer drastiquement les apports de glycotoxines dans l'alimentation des diabétiques

Les individus qui présentent des anomalies du métabolisme du glucose sont exposés de façon beaucoup plus importante que les autres aux méfaits des glycotoxines. Des travaux récents ont mis en évidence un lien entre la diminution de la capacité des reins à éliminer les glycotoxines et l'apparition du diabète mellitus. Ils démontrent que les glycotoxines dérivées des aliments peuvent contribuer au phénomène de résistance à l'insuline chez les patients diabétiques. Ce phénomène de résistance à l'insuline provoquerait la suppression de mécanismes protecteurs antiglycotoxines représentés par des récepteurs tels les AGER1 (*advanced glycation end product* [*AGE*] *receptor-1*) et les SIRT1 (*sirtuin or silent mating-type information regulation 2 homolog1*); en se liant aux glycotoxines, ces récepteurs les neutralisent et facilitent leur élimination. La diminution des apports en glycotoxines alimentaires permettrait de préserver la sensibilité à l'insuline tout en favorisant une diminution du stress oxydatif basal et de l'inflammation[7,8].

Les études précédentes effectuées chez les humains et les animaux ont montré qu'une diminution de la consommation d'aliments riches en glycotoxines, sans altération de l'équilibre énergétique ou nutritionnel des aliments, avait des effets très favorables sur la santé; ce changement alimentaire entraîne une réduction du stress oxydatif, permet de restaurer les défenses de l'hôte, de corriger le niveau basal de stress oxydatif et de favoriser les processus normaux de défense contre les glycotoxines. Ces changements alimentaires permettent d'accroître la résistance des tissus aux infections et de rétablir l'activité normale de l'insuline. Ainsi, la baisse de la consommation de glycotoxines favoriserait une amélioration de la santé des personnes affectées par le diabète mellitus, quelle que soit leur susceptibilité génétique. C'est pourquoi la restriction de la consommation d'aliments riches en glycotoxines émerge actuellement en tant qu'intervention prometteuse, peu coûteuse et largement applicable[8,9,10].

Les glycotoxines et le processus du vieillissement

Le processus normal du vieillissement est dû en partie à l'accumulation de glycotoxines endogènes dans l'organisme. Toutefois, la formation intracellulaire de glycotoxines est naturellement lente parce qu'elle est en partie régulée par des systèmes de protection comme les antioxydants naturels et les enzymes glyoxalases qui les dégradent, permettant ainsi leur élimination par les reins[11]. Le vieillissement est un processus multifonctionnel complexe qui est caractérisé par l'accumulation de changements délétères dans les cellules et les tissus, et la détérioration progressive de l'intégrité structurale et physiologique des fonctions dans les différents systèmes. Les glycotoxines endogènes produites par notre corps, et principalement celles ingérées dans notre alimentation, causent des dommages aux tissus par l'intermédiaire de l'inflammation et de liaisons croisées entre le collagène et d'autres protéines. Des travaux de recherche ont montré que les glycotoxines affectent virtuellement toutes les cellules, les tissus et les organes, et que le taux de glycotoxines circulant, venant surtout de notre alimentation, est associé à un risque accru de développer plusieurs maladies chroniques qui affectent les gens de façon plus particulière à mesure qu'ils avancent en âge. En se basant sur ces observations, des chercheurs proposent de réduire la consommation d'aliments riches en glycotoxines et d'augmenter celle d'aliments qui jouent un rôle d'antioxydants. En permettant de diminuer le taux de glycotoxines circulant, ces modifications favoriseraient une meilleure santé malgré un âge avancé. La restriction des glycotoxines vise la plupart des aliments que consomment les populations occidentales, car ils sont souvent produits de façon industrielle et à température élevée, ce qui augmente leur contenu en glycotoxines[12].

Les glycotoxines et les pathologies associées à l'âge

De plus en plus de travaux scientifiques montrent que les glycotoxines, en plus de favoriser le diabète, jouent un rôle-clé dans le développement de plusieurs pathologies associées à l'âge, telles l'arthrite (qui couvre une centaine d'affections), l'athérosclérose, l'insuffisance rénale chronique et la maladie d'Alzheimer. Il a été démontré que la mort cellulaire médiée par les glycotoxines chez différents types de cellules, et plus spécifiquement chez les neurones, montre que des quantités élevées de glycotoxines induisent de l'apoptose (mort cellulaire programmée) dans les cellules neurales par la libération de cytokines (IL-8), ce qui induirait des réponses inflammatoires. Cela expliquerait le mécanisme d'action des glycotoxines à long terme dans l'induction d'effets délétères comme la dégénérescence des neurones chez de nombreux diabétiques et les personnes âgées[13].

Les glycotoxines et l'arthrose

À l'origine, l'arthrose, ou l'ostéoarthrite, a été décrite comme une pathogénie non inflammatoire. Contrairement à ce que croient encore de nombreux professionnels de la santé, l'inflammation joue un rôle de premier plan dans l'arthrose. S'il est vrai que les facteurs génétiques et l'âge contribuent de façon importante au développement de l'arthrose, les méfaits de l'âge sont fortement dépendants de l'accumulation des glycotoxines dans les tissus articulaires, particulièrement au niveau de la synoviale et du cartilage. L'inflammation affecte les chondrocytes (cellules qui sécrètent le cartilage) et, conséquemment, joue un rôle dans la dégradation du cartilage articulaire, y compris des ménisques. Les glycotoxines augmentent la production des médiateurs de l'inflammation, incluant la PGE2 (prostaglandine E-2), la COX-2 (cyclooxygénase-2) et la mPGES-1 (*membrane associated prostaglandin E synthase*) par l'intermédiaire des récepteurs RAGE situés au niveau du cartilage articulaire[14].

En fait, les problèmes d'arthrose dépendraient directement de la liaison des récepteurs RAGE avec les glycotoxines qui s'accumulent dans les articulations, principalement à la suite de l'ingestion d'aliments riches en glycotoxines. L'arthrose se manifeste à mesure que nous prenons de l'âge parce que nos émonctoires, et plus particulièrement les reins, qui ont un rôle important à jouer dans l'élimination des glycotoxines, deviennent moins efficaces avec le vieillissement. Lorsqu'ils se lient aux glycotoxines, les récepteurs RAGE créent des doubles liens croisés au niveau des protéines du collagène, ce qui affecte les propriétés physiques et mécaniques des tissus ainsi que leur métabolisme. Les facteurs pro-inflammatoires peuvent être produits par les chondrocytes eux-mêmes, par la synoviale et d'autres tissus environnants, même en l'absence d'une inflammation manifeste. Ces phénomènes inflammatoires mettent en jeu des signaux intracellulaires incluant la modulation de cytokines inflammatoires et des récepteurs pour les glycotoxines. Ainsi, de nombreux travaux récents apportent des informations pertinentes propres à proposer des traitements mieux adaptés aux problèmes d'arthrose qui affectent une part grandissante de la population des pays industrialisés en relation avec une alimentation mal adaptée à notre génétique[15].

Les modes de cuisson à favoriser pour limiter le développement des glycotoxines dans les aliments d'origine animale

Les aliments provenant d'animaux qui sont riches en gras et en protéines sont généralement riches en glycotoxines et leur contenu en glycotoxines peut être augmenté par des facteurs de 10 à 100 fois en fonction du mode de cuisson utilisé. Les modes de cuisson qui favorisent le plus des taux élevés de glycotoxines sont: la friture, les grillades et le rôtissage. La formation de glycotoxines au cours de la cuisson de ces aliments peut être prévenue ou réduite de façon significative par les méthodes de cuisson suivantes: faire cuire à la vapeur douce, faire bouillir ou simplement cuire lentement dans un liquide, faire pocher, préparer sous forme de ragoût, utiliser la mijoteuse, cuire à des températures basses, cuire brièvement comme pour les «sautés» ou encore, faire mariner l'aliment dans une marinade contenant des ingrédients acides comme du jus de citron ou du vinaige. Par contre, les aliments riches en glucides comme les légumes, les fruits et les céréales complètes qui ne contiennent pas ou peu d'asparagine produisent relativement peu de glycotoxines. Idéalement, il est préférable de manger les fruits et les légumes crus lorsque c'est possible pour ne pas altérer leurs qualités nutritives. Lorsqu'il est nécessaire de cuire ces aliments, on favorise une cuisson brève, de préférence à la vapeur douce pour conserver le plus possible leurs vitamines et minéraux[16].

Propriétés antiglycation de certains aliments

De récentes études ont montré que des substances qui ont des propriétées antioxydantes et antiglycation pouvaient non seulement prévenir la formation de glycotoxines mais également réduire leur toxicité médiée par les radicaux libres. On a ainsi identifié en tant qu'agents antiglycation des aliments tels des épices, des fruits et des légumes qui ont la capacité d'inhiber la formation de glycotoxines lors de tests *in vitro* et *in vivo* chez des modèles animaux[17,18,19]. Par exemple, les flavonoïdes sont abondants dans les fruits, les légumes, et certaines herbes et épices. Un de ces flavonoïdes, la rutine, présent dans certains fruits, a la capacité d'inhiber une réaction qui aboutit normalement à la formation de glycotoxines. Il s'agit d'une activité antioxydante qui empêche la formation des intermédiaires lors de la réaction de Maillard mettant en jeu les protéines de certains tissus.

> **FLAVONOÏDES:** Les flavonoïdes sont des composés qui possèdent de fortes propriétés antioxydantes. Ils sont responsables de la couleur des aliments. Les flavonoïdes améliorent la fonction de la vitamine C et protègent de l'oxydation. On les retrouve dans une grande variété de fruits et de légumes, et ils ont des effets bénéfiques sur la santé.

Plusieurs plantes médicinales possèdent un pouvoir antiglycation qui peut dépendre de leur contenu phénolique, de leur capacité de piégeage des radicaux libres et de leur capacité à réduire des molécules provenant de l'oxydation des lipoprotéines de faible densité. Depuis 2003, l'Institut canadien de la recherche en santé, en collaboration avec des chercheurs cris, ont identifié des plantes du nord du Québec dont les extraits sont capables de prévenir la formation de glycotoxines dans le sang où la glycation de protéines à longue vie contribue aux dommages vasculaires et au développement des complications diabétiques[20].

> **CONTENU PHÉNOLIQUE:** Composés phytochimiques qui sont présents dans les fruits et les légumes, et qui ont un effet bioactif majeur, par ex.: tannins, pigments.

Plusieurs aliments présents dans notre alimentation montrent également une puissante activité antiglycation en regard des dommages causés par les radicaux libres médiés par des protéines. Par exemple, la pâte de tomate supprime efficacement la formation de glycotoxines grâce, principalement, à la présence de rutine qui a de grandes capacités antioxydantes. La fraction des polysaccharides de la grenade aurait à la fois une forte activité antioxydante, une bonne capacité de piégeage des radicaux libres et une activité antiglycation. Des extraits de thé vert pourraient protéger contre l'oxydation et la glycation des protéines, principalement grâce à ses tannins. Des extraits de millet protégeraient le collagène de la glycation. Le méthanol extrait du thym montre une forte activité d'inhibition de la glycation lorsque testé sur des extraits de protéines animales. De plus, quatre flavonoïdes capables de diminuer la formation des glycotoxines ont été isolés du thym. Des extraits d'algues brunes possèdent une activité évidente contre la glycation. Globalement, le pouvoir antioxydant des polyphénols, en particulier celui des flavonoïdes contenus dans les végétaux, permet de piéger les radicaux libres oxydatifs générés durant le processus de formation des glycotoxines et d'en diminuer ainsi le contenu final dans les organismes vivants.

La rutine serait un agent antiglycation particulièrement efficace parce qu'elle comprend cinq métabolites capables de prévenir la formation de certaines glycotoxines (la carboxyméthyllysine ou CML); parmi ces métabolites, la G-rutine serait un inhibiteur efficace de la glycation intervenant plus spécialement au niveau des protéines du rein[21]. Dans des conditions *in vitro*, utilisant des protéines du cristallin des yeux, la rutine a inhibé la glycation de ces protéines, ce qui suggère que ces molécules pourraient avoir un effet protecteur contre les comorbidités et en particulier les cataractes qui accompagnent le diabète[22]. Les meilleures sources alimentaires de rutine sont: le sarrasin, le raisin, le vin rouge, les abricots, les cerises, les mûres et la pelure de pomme. La rutine est généralement combinée à d'autres flavonoïdes.

On trouve un antioxydant naturel abondant dans l'huile d'olive qui a la capacité de réduire la toxicité causée par l'acrylamide en prévenant le stress oxydatif[23]. En résumé, les aliments comme les légumes, les fruits et les herbes qui servent d'assaisonnements contiennent souvent de grandes quantités de composés phénoliques ayant souvent de grandes capacités antioxydantes leur permettant d'inhiber efficacement les réactions de Maillard qui aboutissent normalement à la formation des glycotoxines. Les aliments suivants ont été testés avec succès sur le plan de leur capacité à inhiber le développement des glycotoxines: l'ail (*Allium sativum*), le romarin (*Rosmarinus officinalis*), le thé vert (*Camellia sinensis*), la pâte de tomate (lycopène et rutine), le Panax ginseng (saponines), le curcuma (*Curcuma longa*); le vin rouge (flavonoïdes) et les vitamines naturelles E et C. La cannelle aurait un pouvoir antioxydant, antibactérien et antipyrétique tout en réduisant la résistance à l'insuline. Les épices montreraient des niveaux supérieurs d'activités antiglycation en raison de leur contenu en substances phénoliques. Les clous de girofle, le piment de la Jamaïque et les extraits de feuilles et de fruits du Ginkgo biloba auraient des pouvoirs antioxydants particulièrement efficaces[24].

Influence des sucres, en particulier du fructose sur l'hypertension, le diabète de type 1 et 2 et le fonctionnement des reins

Le fructose est un monosaccharide disponible dans les aliments tels que les fruits et le miel. Toutefois, dans les pays industrialisés, la source principale de fructose vient du sucrose, un disaccharide composé en parts égales de fructose et de glucose. En Amérique du Nord, une autre source importante de fructose vient du sirop de maïs, qui est un produit commercial constitué de 55% de fructose, de 42% de glucose et de 3% de saccharose[25]. Le sirop de maïs est employé couramment dans l'industrie alimentaire pour sucrer plus de 40% des aliments avec sucre ajouté, dont les boissons gazeuses ainsi que de nombreux produits préparés. Depuis les années 1970, l'utilisation du sirop de maïs a entraîné une accélération de la consommation d'aliments avec sucre ajouté parce qu'il est peu coûteux et peut être mélangé facilement aux aliments produits par l'industrie. On pense que l'utilisation de sucre ajouté dans les aliments et en particulier du fructose peut, au moins partiellement, expliquer l'augmentation marquée du nombre de personnes en excès de poids et obèses ainsi que les problèmes de santé qui s'y rattachent comme le syndrome métabolique qui englobe la résistance à l'insuline, le diabète, l'hypertension, les maladies cardiaques et les maladies rénales chroniques. À la différence du glucose, les réactions biochimiques en relation avec l'ingestion du fructose pourraient entraîner l'arrêt de la production de la synthèse de protéines parallèlement à l'induction de stress oxydatif et d'inflammation[26]. Il est reconnu que le fructose est différent des autres sucres, car il est le seul à générer de l'acide urique pendant qu'il est métabolisé[27]. Toutefois, si le fructose est consommé avec du glucose, comme c'est le cas avec le sirop de maïs, il a été démontré que le glucose accélère l'absorption du fructose, ce qui peut expliquer la dangerosité du sirop de maïs[28]. Le métabolisme du fructose par les reins est complexe et pourrait mener au stress oxydatif et à l'inflammation. Le fructose pourrait aussi stimuler la production de glycotoxines qui sont très toxiques pour les diabétiques. Le fructose serait encore plus néfaste que le glucose et entraînerait une surproduction de triglycérides[29]. Connaissant l'importance des glycotoxines dans le développement des maladies d'inflammation chronique, des travaux récents ont montré, sans surprise, que le fructose produit 10 fois plus de glycotoxines que le glucose en raison de sa structure[30].

Alors que de nombreux travaux ont ciblé le fructose comme la cause des problèmes de santé cités précédemment, les différentes sources de fructose ne sont pas équivalentes. Ainsi, les fruits frais, parce qu'ils sont riches en antioxydants, en vitamine C, en polyphénols, en potassium et en fibres, peuvent contrecarrer les effets du fructose[31]. Par contre, on peut se demander si les jus de fruits additionnées de concentrés de fructose provenant de jus de pomme ou de raisin, et vendus dans le commerce ont conservé le pouvoir protecteur des fruits frais complets.

Une récente étude a été effectuée pour vérifier si le fait de diminuer uniquement le fructose dans l'alimentation (sans toucher aux autres sucres) pouvait améliorer à court terme les paramètres suivants: la perte de poids, la pression sanguine, le profil lipidique, le glucose sérique, la résistance à l'insuline et l'acide urique. Des sujets obèses ont été soumis à une diète qui ne comportait que ≤ 20 g/jour de fructose ajouté alors qu'un autre groupe de personnes obèses a reçu une diète modérée en fructose contenu dans des fruits frais, à raison de 50-70 g/jour[32]. Après six semaines de ces deux régimes, les paramètres cités plus haut ont été évalués. La perte de poids a été environ deux fois plus importante dans le groupe qui suivait la diète modérée avec des fruits frais, comparativement à celui qui suivait la diète plus sévère sous forme de fructose ajouté. Ceci montre bien que le fructose libre est beaucoup plus dommageable pour la santé. Bien qu'il n'en ait consommé que ≤ 20 g/jour, le premier groupe n'a pas obtenu une perte de poids aussi importante que le second groupe d'obèses qui en a perdu près du double, et ce, même si ces derniers ont consommé près de 3 fois plus de fructose (mais qui provenait des fruits). D'autre part, les deux diètes ont montré une amélioration significative de la pression sanguine, une baisse de l'acide urique et une baisse du cholestérol total. Il est très révélateur que, mis à part la perte de poids, la diète la plus sévère en fructose n'a pas permis d'améliorer les différents paramètres autant que la diète moins importante en fructose associée à la consommation de fruits. En conclusion, le fructose ajouté est si dommageable que, même si on le réduit de façon drastique chez les obèses, le peu de fructose encore consommé par ce groupe sera trop élevé. Cette étude montre que le fructose a des effets délétères sur la santé et que les antioxydants contenus dans les fruits frais parallèlement à un contenu élevé en potassium et en fibres peuvent contrebalancer les conséquences négatives d'un contenu relativement élevé en fructose. La possibilité que les fruits frais puissent être une source de fructose bénéfique pour la santé est également appuyée par des études épidémiologiques qui montrent que le fructose utilisé comme sucre ajouté (à l'exclusion des fruits frais) est associé à un risque accru d'élever la pression sanguine, alors que dans les études où les sujets consomment de grandes quantités de fruits frais, on n'observe pas une élévation de la pression sanguine[33].

La biologie rénale en relation avec la consommation de fructose, la production d'acide urique et son excrétion par les reins

Le fructose aurait la capacité d'élever le taux d'acide urique. Des études épidémiologiques ont montré une association serrée entre la consommation de boissons sucrées, une élévation du taux d'acide urique et l'hypertension chez les adolescents. Par exemple, l'ingestion de 60 g/24 h de fructose, mais non pas de glucose (comparable à l'ingestion de deux boissons gazeuses de 12 oz), a fait augmenter la pression sanguine chez de jeunes adultes en santé, alors que ce phénomène n'a pas été observé à la suite de l'ingestion de la même quantité de glucose[34]. Dans ce type d'études, on remarque une élévation significative du taux d'acide urique sérique, alors qu'une diète faible en fructose réduit le taux d'acide urique sérique parallèlement à une diminution significative de la pression sanguine chez des adultes obèses. La possibilité que le fructose puisse avoir un rôle dans les maladies rénales chroniques semble donc de plus en plus probable, puisque ce sucre aurait la capacité d'entraîner le développement de l'hypertension et du diabète. Il est reconnu que les taux d'acide urique sont élevés chez les individus, même chez les jeunes, avant le développement de l'hypertension ou de la maladie rénale, indépendamment des facteurs de risque[35]. Le syndrome métabolique présente un risque significatif de maladies rénales chroniques, suggérant que le fructose pourrait avoir un rôle causal dans ce syndrome[36]. Cela est suggéré par le fait que la consommation de deux ou trois boissons contenant du fructose est associée à un risque accru de développer de l'albuminurie. En ce sens, des études expérimentales ont montré que l'administration de fructose à des rats, qui présentent des fonctions rénales réduites, peut accélérer la progression de la maladie rénale. Cette accélération se traduit par une exacerbation de l'hypertrophie rénale, de la protéinurie, de la glomérulosclérose et de la fibrose tubulo-interstitielle rénale[37]. On n'observe pas ces anomalies chez les rats nourris avec une quantité équivalente de glucose. Il y a des évidences croissantes que la consommation de fructose peut entraîner de nombreux effets négatifs sur la santé, incluant l'élévation de la pression sanguine, l'induction du syndrome métabolique, la transformation du foie et l'accélération des maladies rénales. Pour protéger les reins, les chercheurs préconisent, en plus de la restriction des protéines, celle du sucre sous forme de fructose[38].

Chapitre 9

Place aux lecteurs de mon blogue : précisions alimentaires et témoignages

Réponses aux questions les plus courantes

Introduction

À la suite de la parution de mon livre *Comment j'ai vaincu la douleur et l'inflammation chronique par l'alimentation*, j'ai rencontré plusieurs personnes qui souffraient depuis de nombreuses années. Mon livre, disaient-elles, leur apportait enfin l'espoir de se débarrasser de leurs douleurs et elles souhaitaient s'assurer de bien respecter le régime hypotoxique. C'est ainsi qu'est né mon blogue, qui est devenu un outil d'échange et d'information à plusieurs niveaux: rédacteur-lecteurs, lecteurs-rédacteur, lecteurs-lecteurs. Je remercie tous mes lecteurs pour leur implication, leur reconnaissance et leur désir de participer à une «révolution» qui propose de se soigner suivant l'adage d'Hippocrate, le «père de la médecine», qui affirmait: «Que ta nourriture soit ton médicament et ton médicament ta nourriture.»

Nous avons sélectionné plusieurs questions-réponses publiées sur mon blogue **jacquelinelagace.net** en fonction de trois critères: 1) la fréquence d'une même question; 2) l'intérêt de la question en relation avec une meilleure compréhension des principes du régime hypotoxique; 3) le désir de rendre plus accessibles certains éléments du régime hypotoxique qui ne sont pas évidents pour tous.

La sensation de fatigue ou autres ressentis parfois au début du régime hypotoxique

Le régime hypotoxique porte bien son nom, car il s'agit, dans un premier temps, d'éliminer les aliments qui sont nocifs pour les personnes qui souffrent de maladies d'inflammation chronique. Parmi les individus affectés par une maladie d'inflammation chronique qui répondent normalement au régime, certains ont des sensibilités particulières (intolérances ou allergies) à des aliments autres que ceux qui sont considérés comme nocifs par le régime hypotoxique. Par exemple, selon la littérature scientifique, 5,8 % des individus sont intolérants aux graines de lin. En conséquence, certaines personnes, au début du régime, qui consomment le pain de riz avec graines de lin pourraient ressentir des problèmes de maux de ventre, de maux de tête ou autres, environ une semaine ou plus selon les individus. Il en va de même pour tout aliment nouveau que l'on introduit, comme le lait d'amande, le quinoa, certaines légumineuses, etc. C'est pourquoi, si vous observez un problème de santé inusité, comme une plus grande fatigue, après l'introduction d'un aliment nouveau, il est très important de noter avec attention quels sont les aliments nouveaux que vous avez introduits dans votre alimentation et de cesser immédiatement de les consommer pendant au moins une semaine. Par la suite, si vous désirez consommer trois aliments nouveaux, introduisez un aliment à la fois pendant deux ou trois jours et observez si vous éprouvez à nouveau les mêmes symptômes (maux de ventre, maux de tête, etc.). Si tout est normal au bout d'une semaine, vous pouvez essayer le deuxième aliment nouveau et procéder de la même façon. Vous saurez alors quels sont les aliments nouveaux à éviter.

Il n'existe aucun aliment qui convient à 100 % des gens. Le riz brun pourrait même être responsable de vos problèmes, même si c'est rare et, encore plus rare, le riz blanc. Il est également important de savoir que lorsqu'on désintoxique notre organisme, comme le fait le régime hypotoxique (faible en toxines), les toxines accumulées dans notre corps pendant des années, en particulier dans nos graisses, sont éliminées peu à peu par nos émonctoires (surtout les reins) en passant de façon transitoire par le sang. Dans certains cas, la personne peut ressentir une fatigue plus prononcée que d'habitude pendant une à deux semaines.

Les eaux minérales équilibrées à action alcalinisante : Badoit, Ferrarelle et Gerolsteiner

Les principaux constituants de l'eau Badoit en mg/L sont: le bicarbonate (HCO_3^-) (1300), le calcium (190), le sodium (165), le magnésium (85), le sulfate (38).

Plusieurs articles scientifiques ont démontré que les eaux minérales ayant une concentration supérieure à 700 mg/L de bicarbonate, autour de 200 mg de calcium et qui sont faibles en sodium et très faibles en sulfate contribuent efficacement à rétablir l'équilibre acido-basique des liquides du corps, en particulier celui de l'urine dont le pH normal doit se situer autour de 7.

Malgré son pH de 6, l'eau Badoit est efficace pour diminuer l'acidité des liquides de l'organisme en raison de sa concentration élevée en bicarbonate (HCO_3-) (1300 mg/L) naturel et de l'équilibre et des caractéristiques de ses divers constituants. Dans le même sens, la capacité des légumes à favoriser un pH alcalin est attribuable au fait que leur digestion entraîne la production de bicarbonate. Le jus de citron est également acide. D'autre part, lorsque l'on boit de l'eau additionnée de jus de citron, cette boisson a un effet alcalinisant. Parce que l'eau Badoit possède les caractéristiques propres à diminuer l'acidité d'un organisme, elle aide à lutter contre l'ostéoporose et les différentes maladies d'inflammation chronique (se référer aux pages 131-132 de mon premier livre).

La quantité à consommer si les liquides (salive et urine) de votre organisme sont acides (le pH normal devrait se situer autour de 7) est d'environ 1 litre par jour pendant les premières semaines, selon les études que j'ai lues. Il serait utile de vous procurer des papiers indicateurs de pH pour suivre votre situation. Pour les personnes âgées de 50 ans et plus, le changement ne s'opère pas du jour au lendemain, car les émonctoires (reins, foie, intestins, muqueuses, peau) sont moins efficaces pour éliminer les toxines.

Pour vous procurer l'eau minérale Badoit, demandez à votre épicier de la commander chez: **ACEMA Importations inc., tél. 450 646-2591**.

La quantité de sodium (165 mg/L) n'est pas un problème. Le sodium est un minéral important pour la santé. Santé Canada recommande de consommer 1500 mg/jour de sodium pour un adulte, sans dépasser 2300 mg/jour. La consommation d'un litre d'eau Badoit ne pose donc pas de problème pour une personne qui se nourrit de façon normale.

En Europe, 12 % des eaux minérales seraient conformes aux critères énoncés précédemment. Malheureusement, au Québec, je n'ai trouvé pour ma part que la Badoit qui respecte les critères. Une lectrice a trouvé une autre eau minérale d'origine italienne qui respecte les critères. Il s'agit de l'eau minérale naturelle gazéifiée Ferrarelle. Elle contient 1430 mg/L de bicarbonate, 365 mg/L de calcium, 4 mg/L de sulfate, 18 mg/L de magnésium. Elle a trouvé cette eau au Loblaws de Gatineau, secteur Aylmer. Une bouteille de 750 ml se vend 1,49$. Si un Loblaws l'offre, les personnes intéressées n'ont qu'à la demander à leur épicier Loblaws. Une autre lectrice a trouvé la Gerolsteiner, une eau minérale allemande possédant les caractéristiques suivantes: calcium 348 mg/L; magnésium 108 mg/L; bicarbonates 1816 mg/L; sodium 118 mg/L et sulfate 38,30 mg/L. Elle a trouvé cette eau minérale chez Avril à Brossard.

Pour ramener un pH trop acide, il est important d'augmenter sa consommation de légumes et de fruits alcalins. En ce sens, la consommation de l'eau Badoit accélère le processus, car elle possède les caractéristiques propres à diminuer l'acidité d'un organisme. Elle aide ainsi à lutter contre l'ostéoporose et les différentes maladies d'inflammation chronique.

La mesure du pH des liquides corporels à l'aide de papier pH

Le papier pH se présente sous la forme de bandelettes ou de rouleaux de papier indicateur de pH. Ce papier permet de mesurer le pH de la salive et de l'urine dans le but de vérifier si les liquides de notre corps se situent autour de la normalité, soit autour de 7, correspondant à un pH neutre. On trouve ce papier dans des magasins de produits naturels. Pour ma part, je l'ai trouvé dans un magasin **Vogel.** Les papiers pH dont les chiffres sont unitaires (par exemple pH 5, 6, 7, etc.), au lieu de ceux avec décimales (par exemple, 5,2, 5,4, 5,6, etc.) sont plus faciles à lire. Ne pas lire le pH au lever, car la première urine n'est pas représentative. Pour prendre le pH de l'urine, couper une bande, la plonger dans un petit pot contenant votre urine et comparer immédiatement la couleur obtenue avec la charte qui se trouve dans la boîte. Il n'est pas excessif de prendre son pH une ou deux fois par semaine tant qu'il n'est pas revenu à la normale. Par la suite, une fois par mois suffit. (Pour en connaître plus sur le pH corporel, reportez-vous à la page 133 de mon précédent ouvrage.)

Si, lorsque vous entreprenez le régime hypotoxique, le pH de votre urine est très acide, les changements alimentaires mettront beaucoup de temps à corriger un pH acide qui s'est installé dans votre organisme durant de nombreuses années. Vous devez donc augmenter de façon substantielle votre consommation de légumes et de fruits alcalins et tenter de réduire votre consommation de viandes, éviter surtout les abats, et essayez de favoriser les poissons frais. Le fait de consommer de l'eau Badoit devrait normalement aider à accélérer le processus.

La cuisson des végétaux : légumes, fruits, céréales

La quantité de glycotoxines n'est généralement pas un problème en ce qui concerne les légumes et les fruits. S'il est recommandé de les cuire le moins possible à température élevée et dans peu d'eau, c'est avant tout pour conserver un maximum de vitamines et de sels minéraux. C'est pourquoi il est préférable de les faire cuire à la vapeur douce, par opposition à l'utilisation d'un autocuiseur, ou encore en s'assurant que la chaleur de l'élément de la cuisinière correspond précisément au niveau où il y a début d'ébullition et en veillant à ce que la quantité d'eau sous la marguerite reste suffisante. Si désiré, on peut faire cuire les légumes au four ou dans la poêle en maintenant une chaleur modérée. Les papillotes de légumes sont acceptables.

Lorsque l'on prépare des crêpes avec les farines conformes au régime hypotoxique, celles-ci ne contiennent pas ou peu d'acides aminés «asparagine» (libres), donc il n'y a pas de danger d'entraîner la production d'acrylamide lorsqu'on les cuit. Par contre, il est préférable que la température utilisée soit modérée pour éviter que le corps gras ne fume, car s'il y a présence de fumée, il y a production de substances toxiques. L'huile d'olive vierge et l'huile de pépins de raisin résistent à des températures de 216 °C ou 420 °F. Ces huiles sont donc recommandées pour la cuisson.

Les pommes de terre bouillies ne produisent pas d'acrylamide parce que, à l'ébullition, la température ne dépasse pas 100 °C. En revanche, comme les pommes de terre contiennent des quantités d'asparagine qui peuvent être très élevées, les frites maison au four et badigeonnées d'huile d'olive devraient être cuites à une température maximale de 110 °C ou de 230 °F.

La cuisson des poissons, fruits de mer et viandes

Les poissons et les fruits de mer sont conformes au régime hypotoxique. Les poissons sont même particulièrement conseillés. Les viandes recommandées sont les viandes blanches: volailles, veau, lapin, porc. On doit tenter de limiter sa consommation de viande rouge à une fois par deux ou trois semaines (environ 70 g). Si vous souffrez d'hypertension artérielle ou autres problèmes cardiaques, la viande rouge est totalement déconseillée.

Évitez le plus possible de faire griller les viandes, car ce type de cuisson entraîne une forte augmentation de la production de glycotoxines. Pour des informations sur la cuisson des aliments, reportez-vous aux pages 105-114 de mon précédent ouvrage et lisez bien les tableaux.

La cuisson des viandes en papillote est moins dommageable que directement sur le barbecue, mais la température élevée favorise quand même le développement de glycotoxines. Faire mariner la viande dans une vinaigrette contenant du jus de citron ou du vinaigre de vin permet de diminuer la production de glycotoxines.

Le boudin est préparé à partir d'un liquide. En principe, il ne devrait pas y avoir de problème à consommer cet aliment surtout si on le fait réchauffer à température douce.

Les viandes cuites dans un liquide au four ou dans la mijoteuse respectent le régime. Si le liquide est en quantité réduite, on peut réduire la température du four et cuire plus longtemps. Utiliser un thermomètre à viande est une bonne idée.

Les viandes sauvages sont généralement beaucoup moins grasses et plus santé que les viandes d'animaux nourris selon le mode industriel. Toutefois, faites attention à la cuisson, car il y a toujours la possibilité de la présence de parasites si ces viandes ne sont pas inspectées.

L'autocuiseur (Presto) pour la cuisson des légumes et de la viande

Le Dr Seignalet conseille la cuisson à la vapeur douce, ce qui ne correspond pas à la cuisson à l'autocuiseur, car il s'agit de vapeur sous pression. Pour ma part, cependant, je ne vois pas de problème en ce qui concerne ce mode de cuisson des légumes, car, généralement, ces derniers développent peu de glycotoxines. J'ai discuté de ce mode de cuisson pour les viandes avec un ingénieur intéressé au domaine. Voici ce qu'il ressort de cette conversation:

Les chaudrons de type autocuiseur ont pour but de réduire le temps de cuisson des aliments cuits à la vapeur ou à l'eau bouillante. Il est bien connu qu'à la pression normale, l'eau bout à 100 °C. Lorsque l'eau est exposée à une pression supérieure à la pression normale, son point d'ébullition augmente. Ainsi, à 15 psi (*pound per square inch*, traduit par livre au pouce carré), au-dessus de la pression normale (ce qui semble être le cas de la plupart des autocuiseurs achetés en magasin), l'eau bout à 120 °C, ce qui réduit le temps de cuisson. Par contre, comme il est important de ne pas excéder 110 °C, la température de cuisson des aliments d'origine animale (génération de glycotoxines), la cuisson avec un tel instrument serait à éviter si on veut se conformer au régime hypotoxique. Pour profiter des avantages de l'autocuiseur sans générer d'excès de glycotoxines, il faudrait un autocuiseur qui opère à une pression maximale de 6 psi au-dessus de la pression normale (la température de cuisson sera alors de 110 °C). Il existe sur le marché des autocuiseurs avec une pression ajustable (le magasin Després-Laporte, entre autres, vend un modèle de ce type). Ces autocuiseurs permettent une cuisson accélérée tout en demeurant conforme au régime hypotoxique.

Le micro-ondes

L'utilisation du micro-ondes est controversée. Certains affirment que la cuisson au micro-ondes est génératrice de glycotoxines, d'autres études n'y voient rien de négatif. Voyez à la page 113 de mon premier livre *Comment j'ai vaincu la douleur et la maladie chronique par l'alimentation*. En fait, lorsque des études donnent des résultats contradictoires, il faut garder une réserve. Personnellement, j'essaie de l'éviter le plus possible sans en faire une obsession.

Le barbecue

La cuisson des légumes sur barbecue n'est pas idéale en raison du degré de chaleur élevé qui peut avoir une influence négative sur les vitamines. Toutefois, comme les légumes ne forment que peu de glycotoxines, ce n'est pas un problème en soi.

La cuisson des viandes sur barbecue n'est pas conforme au régime hypotoxique en raison de la température élevée. Cependant, pour ceux qui ne veulent absolument pas renoncer à ce mode de cuisson, sur le site www.passeportsante.net, sous «barbecue», il y a des conseils pour minimiser les effets les plus toxiques de ce type de cuisson. Par contre, si vos douleurs sont importantes, je vous conseille fortement d'éviter ce mode de cuisson pour les viandes.

La mijoteuse

Je réponds ici aux inquiétudes d'une lectrice au sujet de l'utilisation de la mijoteuse pour cuire les viandes.

Les glycotoxines commencent à se former à 230 °F (110 °C), mais de façon significative à 248 °F (120 °C). Parce que la cuisson dans la mijoteuse se produit dans un liquide, la formation de glycotoxines est très réduite. Nous ne pouvons éviter complètement les glycotoxines dans notre alimentation. Notre organisme possède des moyens de défense pour les éliminer. La situation est devenue critique pour beaucoup de gens sensibles parce que l'industrie de l'alimentation dépasse les capacités de notre organisme à éliminer ces toxines. La mijoteuse est un moyen fantastique de réduire de façon très importante la formation de ces molécules néfastes et je l'utilise le plus possible.

La cuisson du quinoa, du millet et du riz

La cuisson du quinoa, du millet et du riz s'effectue dans de l'eau. Pour la quantité d'eau nécessaire, vous devez suivre le mode d'emploi indiqué sur l'emballage de chacun de ces produits. En effet, selon les types de riz, par exemple, le temps de cuisson peut varier énormément. Par contre, la cuisson du quinoa est généralement de 15 minutes, plus un repos de 5 minutes avant de lever le couvercle, feu éteint. Vous n'avez pas à vous tracasser au sujet de la température de cuisson, car ces céréales ou «pseudo-céréales» sont cuites dans l'eau, donc le point d'ébullition atteint un maximum de 100 °C.

Les farines de sorgho, de millet, d'amarante et de quinoa

Le millet, le sorgho, l'amarante et le quinoa ainsi que leurs farines ne contiennent pas de gluten. Mais ces céréales ne peuvent pas être recommandées aux gens atteints de la maladie cœliaque en raison du

risque élevé de contamination croisée — avec d'autres céréales contenant du gluten — au cours de leur production et de leur mise en marché.
Cependant, au Québec, on trouve maintenant des farines et des grains
certifiés sans gluten de ces céréales dans certains magasins de produits
naturels ou dans des endroits spécialisés dans les allergies alimentaires.

Pour la majorité des gens qui suivent le régime hypotoxique en raison
d'une maladie inflammatoire autre que la maladie cœliaque ou de Crohn,
des traces de gluten (donc des quantités minimales) ne devraient pas
entraîner de problème. Toutefois, si en passant d'un pain fait de farine
de riz à un pain qui contient une des céréales mentionnées ci-haut,
vous notez une augmentation de la douleur ou des problèmes digestifs,
vous devriez éviter ces pains s'ils sont commerciaux, ou vous procurer
ces grains, mais, cette fois-ci, certifiés sans gluten pour vos recettes.

Les aliments permis dans le régime hypotoxique

Pour déterminer si un aliment est permis, que ce soit une préparation
de moutarde, de mayonnaise, de crème de soja, de sauce soja, de crème
glacée avec ou sans lactose, etc., il faut lire chacun des ingrédients ins-
crits sur le contenant. S'il y a présence de protéines de lait, de produits
laitiers transformés ou modifiés, de lait, de lactosérum, de crème (en
fait tout ce qui a un lien avec les protéines de lait animal) ou présence
de céréales, que le nom de la céréale soit mentionnée ou non, l'aliment
est à éviter sauf s'il est mentionné qu'il ne contient que les céréales
permises par le régime (se référer à mon premier livre).

À titre d'exemple, la sauce soja contient généralement du blé (à
éviter) et, en plus, elle contient souvent autour de 41% de sodium; par
contre, l'assaisonnement au soja liquide de marque BRAGG ne contient
que des protéines de soja et de l'eau purifiée, et son contenu en sodium
est de 6%, elle est donc acceptable. Encore une fois, il est conseillé de
consommer les produits du soja avec modération (voir page 129 de mon
premier livre).

Le ketchup Heinz est acceptable même s'il contient un peu de sucre.

Les œufs frais sont permis et les œufs biologiques seraient plus
favorables pour la santé. Les œufs en poudre (parce que traités industriellement) sont déconseillés.

Comme nous l'avons déjà mentionné, les pommes de terre bouillies sont permises dans le régime puisque le point d'ébullition ne dépasse pas 100 °C. Par contre, les frites et les croustilles sont interdites, car elles sont cuites à très haute température et les pommes de terre contiennent de grandes quantités de l'acide aminé asparagine qui induit, lorsqu'il est en contact avec de l'amidon (un sucre), la formation d'acrylamide. Cette glycotoxine est particulièrement toxique pour les cellules nerveuses, les tissus articulaires et les vaisseaux sanguins.

La consommation de légumes et de fruits frais bien mûrs est fortement encouragée ainsi que ceux congelés. Les légumes en conserve sont acceptables, mais moins recommandables que ceux congelés en raison du recouvrement synthétique de l'intérieur de la boîte de conserve. Le jus de carotte maison (trois à quatre carottes pour une branche de céleri) obtenu avec une centrifugeuse est très bon pour l'intestin et il aide à combattre l'acidité. Les jus commerciaux sans sucre ajouté sont acceptables, mais sont très loin d'être aussi bénéfiques que les fruits et légumes frais.

C'est une bonne idée d'utiliser la compote de pommes sans sucre ajouté pour remplacer les sucres lorsque l'on prépare des muffins, des galettes, etc. Le sirop d'érable est également accepté.

Les céréales non conformes au régime

Il ne faut pas oublier que dans les céréales, ce n'est pas seulement la présence de gluten qui est nocive pour les personnes souffrant d'inflammation chronique. C'est l'ensemble des protéines des céréales identifiées comme non conformes qui est nocif.

Les céréales suivantes ne sont pas conformes au régime hypotoxique: le blé, l'avoine, le seigle, l'orge, le maïs, le froment (blé très riche en gluten), l'épeautre (c'est du blé), le kamut (c'est du blé), le psyllium (c'est une céréale comme le blé, l'avoine et le maïs et qui contient un concentré de l'enveloppe des grains, donc possiblement beaucoup de glycotoxines). La semoule de maïs contient des protéines de maïs, elle est donc interdite.

Le quinoa, le sorgho, le teff, le millet et l'amarante sont des pseudo-céréales qui, en principe, sont conformes au régime hypotoxique. Toutefois, il est conseillé aux personnes affectées par la maladie cœliaque et la maladie de Crohn de ne consommer que celles garanties sans gluten, car ces pseudo-céréales peuvent avoir été contaminées à différentes étapes de leur production. Soyez cependant très attentifs à vos réactions personnelles vis-à-vis des différents aliments.

Les bienfaits du jus d'herbe de blé ont été démontrés et comme les protéines de blé n'ont pas été chauffées, il n'y a pas eu formation de glycotoxines. En ce qui concerne le jus d'avoine, je ne le connais pas. Ne pas confondre les jus d'herbe avec les épis des céréales qui sont inévitablement chauffés pour produire les produits céréaliers.

La farine de maïs et les grains en conserve sont nécessairement chauffés à température élevée. Seul le maïs frais bouilli est acceptable, car la température de l'ébullition ne dépasse pas 100 °C. Le maïs, même s'il ne contient pas de gluten, n'est pas conforme au régime hypotoxique à cause de ses protéines lorsque chauffé à plus de 110 °C. Soyez attentifs à vos réactions (douleurs) pour vous assurer de votre innocuité personnelle face à cet aliment (voir plus bas pour des précisions sur le maïs).

Les céréales que nous achetons en magasin (All-Bran, etc.) ont été cuites obligatoirement pour pouvoir être consommées. Que vous les fassiez cuire ou non à la maison, les glycotoxines sont déjà formées dans ces aliments.

Les céréales prêtes à manger ne sont pas conformes au régime hypotoxique sauf s'il s'agit de céréales de riz (brun ou blanc), de sarrasin, de quinoa, de tapioca et de millet.

N. B.: Le chanvre présente une certaine parenté avec le blé, surveillez une possibilité d'intolérance personnelle.

Les amidons ou fécules

Les amidons ou fécules de maïs, de pomme de terre, les jus d'amidon, etc., en fait, tous les amidons, sont des glucides (sucres) et sont donc conformes au régime hypotoxique. Ce sont les protéines des céréales (ou des pommes de terre) qui sont non conformes au régime car elles peuvent provoquer de l'inflammation consécutive à leur cuisson à température élevée. La farine ou fécule de tapioca (dans ce cas-ci, fécule = farine) tout comme la fécule de pomme de terre, ne contiennent normalement que de l'amidon (sucre) et ces fécules sont donc conformes au régime hypotoxique. Par contre, la farine de pomme de terre ne contient pas seulement de l'amidon, elle contient également des protéines. Conséquemment, la farine de pomme de terre n'est pas conforme au régime hypotoxique.

L'herbe de blé

Les vertus de l'herbe de blé ont été démontrées depuis longtemps par des groupes de thérapeutes très reconnus pour leur sérieux. Comme l'herbe de blé est très différente des grains de blé et qu'elle est consommée crue, son intégration au régime hypotoxique ne pose pas de problème.

Toutes les moutardes sont-elles acceptables ?

Pour savoir si une moutarde est conforme au régime hypotoxique, on doit vérifier la liste de ses ingrédients. Par exemple, la présence de sulfites et autres produits non conformes au régime est à vérifier.

Le maïs

Il est important de préciser que dans les céréales, ce n'est pas seulement le gluten qui est nocif pour les personnes affectées d'inflammation chronique, c'est l'ensemble des protéines des céréales identifiées comme nocives.

Selon Seignalet, une des causes de la nocivité des céréales serait attribuable aux nombreuses mutations que certaines ont subies au cours des millénaires. Alors que le riz reviendrait toujours à son état sauvage initial, le maïs sauvage, qui descend de la téosinte, n'existe plus en raison de l'acquisition de cinq mutations majeures et de plusieurs mutations mineures, sans compter l'importance des OGM dans de nombreuses cultures du maïs. Seignalet a démontré, à partir d'une revue exhaustive de la littérature scientifique, que le maïs arrive tout de suite après le blé comme cause de nombreuses maladies d'inflammation chronique (pages 80-83 de mon premier livre). Il est maintenant démontré que les protéines de certaines céréales et des aliments d'origine animale deviennent nocives après leur cuisson à haute température en raison de la réaction de Maillard. Cette réaction entraîne le développement de produits nocifs appelés glycotoxines lorsque certains acides aminés de ces aliments sont chauffés à haute température en présence de glucides et/ou de lipides.

Depuis 2002-2003, il y a des milliers d'articles qui ont été publiés démontrant la nocivité des glycotoxines en raison entre autres de la présence, sur certaines de nos cellules, de récepteurs spécifiques (RAGE). Revoir la cuisson des aliments dans mon premier livre pages 98-114.

Pour toutes ces raisons, les farines de maïs et les protéines de maïs cuites à une température supérieure à 110 °C (mais pas la fécule de maïs qui est un sucre) ne sont pas conformes au régime hypotoxique. Suivant cette logique, des épis de maïs frais que vous cuisez dans une eau en ébullition (100 °C) sont acceptables surtout s'il s'agit de maïs biologiques donc sans pesticides.

Spaghetti et autres pâtes alimentaires

Les seules pâtes alimentaires permises par le régime sont les pâtes de riz (blanc et brun) et les pâtes de quinoa. Jusqu'à maintenant, toutes les pâtes à base de sarrasin que j'ai trouvées contenaient également du blé, tel qu'indiqué sur la liste des ingrédients. N. B.: Toujours lire la liste complète des ingrédients pour tous les produits alimentaires que vous achetez.

Il existe sur le marché différents types de vermicelles de riz. Certains (selon moi), sont meilleurs que d'autres. Par exemple, les vermicelles de riz Dongguan de la compagnie Happy Swallow (présentés sous forme de briques) sont bien plus savoureuses que les vermicelles de riz blancs présentés sous la forme de longs filaments.

Le chia

Le chia n'est pas apparenté au blé et il serait une très bonne source d'oméga-3 végétal d'après un article publié récemment[1].

Lorsqu'on introduit un aliment nouveau comme le chia, il est important d'être attentif à de possibles réactions d'intolérance, surtout chez les gens atteints de maladies d'inflammation chronique. Le chia provoque chez moi le même type d'intolérance que le blé.

Les probiotiques

Des travaux scientifiques dont j'ai fait mention dans mon précédent ouvrage ont démontré que le Bio-K était vraiment efficace pour rétablir une flore intestinale normale. De plus, la prise de Bio-K en entérocapsules chez des malades hospitalisés, âgés de 60 à 70 ans, a permis de les protéger de façon significative des infections causées par *C. difficile* malgré qu'ils aient reçu des antibiotiques. Il est connu que les antibiotiques détruisent la flore intestinale normale, surtout s'ils sont pris pendant une période assez longue. Les personnes âgées y sont particulièrement vulnérables.

Le Bio-K en entérocapsules est supérieur aux préparations liquides, car ces capsules ne s'ouvrent que dans l'intestin grêle permettant aux 50 milliards de bactéries vivantes de faire leur travail. Lorsqu'un probiotique traverse l'estomac, l'acidité de pH 2 tue une grande partie de ces bactéries.

Les autres entérocapsules de probiotiques préparées par d'autres compagnies peuvent être aussi efficaces que celles de Bio-K mais je n'ai trouvé aucune étude dans des revues scientifiques avec comités de pairs qui le démontrait.

Le kéfir

J'ai lu que le kéfir est fait de lait de vache fermenté à partir d'un lactobacille contenu dans un champignon appelé kéfir. Il semble que cet aliment a des vertus positives. Toutefois, comme ce produit est fait à partir de lait de vache, il n'est pas conforme au régime hypotoxique.

Les produits Ensure hyperprotéinés

La liste des nombreux ingrédients des produits Ensure comprend des protéines de lait (non acceptables dans le régime hypotoxique), des protéines de soja (non recommandées et à consommer avec modération), du glucose, du sucre, de l'huile de tournesol riche en oméga-6 (pro-inflammatoire), alors qu'on ne mentionne pas d'oméga-3 dont l'action est anti-inflammatoire, de l'huile de maïs (non acceptable par le régime), etc. Il est clair que ce produit ne respecte pas le régime hypotoxique.

Le soja et le tofu

Le soja non fermenté doit être pris avec modération. Cela est vrai également pour le tofu puisqu'il est fait à partir du soja. (Voir pages 129-131 de mon précédent ouvrage.) Une consommation est qualifiée de raisonnable lorsque l'on prend une tasse de lait de soja par jour. Par contre, si l'on ajoute du tofu, la situation est plus problématique. Les laits de riz et d'amande ne présentent pas de problème particulier.

Pour vous procurer des produits du soja fermentés, consulter le site: www.alimentsmassawippi.com. Vous trouverez les points de vente sur ce site.

Natrel, produits sans lactose

Les produits sans lactose de Natrel ou d'autres compagnies ne sont pas conformes au régime hypotoxique. On a retiré du lait le lactose qui est un sucre, mais il reste les protéines du lait et ce sont ces protéines qui sont impliquées dans le développement de maladies d'inflammation chronique.

Le Caf-Lib

Le Caf-Lib n'est pas acceptable car il contient du blé.

Les laits de riz, d'amande et de soja

Pour remplacer le lait animal, les laits ou breuvages de riz et d'amande sont à conseiller. Le lait de soja également, mais avec prudence (voir les pages 129-131 de mon premier livre) et il est à éviter pour ceux qui souffrent d'hypothyroïdie.

Le vin

Le vin est permis mais modérément. Le vin rouge est davantage favorisé pour ses qualités antioxydantes (resvératrol). Le vin blanc contiendrait sept fois moins d'antioxydants.

Dans le dernier livre du Dr David Servan-Schreiber, *On peut se dire au revoir plusieurs fois*, l'auteur écrit à la page 147: «Savez-vous que le vin contient mille fois la dose de pesticide tolérée dans l'eau potable, histoire de lutter contre le phylloxéra ?» En passant, je ne saurais trop recommander la lecture de ce livre qui est un témoignage d'une grande beauté et sincérité. Pourquoi ne pas acheter du vin rouge biologique? Il est disponible à la Société des alcools du Québec. Les deux bouteilles que j'ai testées étaient de bons vins et d'un prix moyen, environ 16$.

La bière

Les seules bières acceptées par le régime sont celles à base de riz brun et/ou de sarrasin ou de millet. Elles sont produites par la compagnie Les bières de la Nouvelle- France: La Messagère, La Messagère Rousse et La Messagère Millet. Vous trouverez les points de vente sur le site suivant: www.lesbieresnouvellefrance.com.

Le vinaigre de cidre

Quelques questions reviennent constamment au sujet du vinaigre de cidre que je ne recommande pas. J'ai fouillé la littérature scientifique à ce sujet et je n'ai trouvé aucun article scientifique qui vienne appuyer les bienfaits de ce produit pris comme médicament. Par contre, les deux articles que j'ai trouvés n'encouragent pas la prise de ce produit[2].

Les boissons gazeuses

Les boissons gazeuses contenant du sucre raffiné ou des édulcorants (aspartame et autres) sont à éviter.

Les gras

De façon générale, on recommande de consommer des gras monoin-saturés et polyinsaturés comme l'huile d'olive vierge (pressée à froid) plutôt que des gras saturés. Les huiles d'olive (85%), de canola, d'ara-chide et de noisette sont riches en acides gras monoinsaturés que l'on considère comme bons pour la santé. L'huile d'olive est particulière-ment riche en composés phénoliques reconnus comme particulière-ment favorables à une bonne santé cardiaque. Les huiles d'arachide, de carthame, de canola, de maïs, de lin, de noix, de sésame sont riches en acides gras polyinsaturés.

Un des composants des acides gras polyinsaturés est représenté par les acides gras oméga-3 ou acides gras alpha-linoléiques. Cet acide gras aurait une activité anti-inflammatoire importante et serait indispensa-ble au bon fonctionnement du cerveau.

Un autre gras polyinsaturé, l'acide gras oméga-6 ou acide gras lino-léique, a des effets positifs sur la santé à la condition que sa proportion par rapport aux oméga-3 ne soit pas trop élevée. Dans le cas contraire, les oméga-6 favoriseraient un excès de réactions inflammatoires (voir mon premier livre aux pages 151, 157-158).

Les études démontrent que les gras trans doivent être évités, car ils sont dangereux pour la santé. Quant aux gras saturés, on recommande non pas de les éliminer, mais de limiter leur consommation. Par exemple, les margarines molles qui contiennent environ 50 % de gras insaturés et 20-25 % de gras saturés sont considérées comme un aliment santé. Concernant la consommation d'huile de palme et de noix de coco, il y a de plus en plus de controverses à ce sujet et certaines études récentes suggèrent que l'huile de noix de coco serait favorable à la santé. Une étude suggère même que l'huile de noix de coco aurait amélioré la mémoire chez des gens souffrant d'un début d'Alzheimer. Voici quelques recommandations à ce sujet:

1) Selon the *Natural Medicines Database*, les preuves sont insuffisantes pour encourager la consommation d'huile de noix de coco dans le but de favoriser la perte de poids et l'amélioration des conditions suivantes: l'hypercholestérolémie, le diabète, le syndrome de la fatigue chronique, la maladie de Crohn, le syndrome du côlon irritable et les problèmes de thyroïde[3].

2) Pour résumer, les Dietary Guidelines for Americans (DGA) affirment que les calories provenant des gras solides et des sucres ajoutés doivent correspondre à un maximum de 5 % à 15 % de l'ensemble des calories consommées, car la majorité des individus ne peuvent en métaboliser davantage[4].

Ils conviennent toutefois que concernant la relation entre l'huile de noix de coco et la santé, il faut se tenir à jour des recommandations émergeant de la science et garder l'esprit ouvert face à cette recherche.

Les fromages

Les fromages provenant des produits laitiers animaux ne sont pas conformes au régime hypotoxique. Dans mon livre, j'ai précisé qu'après 16 mois de suivi du régime hypotoxique, une fois que mon organisme a été nettoyé de ses toxines, je me suis permis quelques entorses au régime sans effets négatifs, parce que j'étais en complète rémission. Une de ces entorses est la consommation de fromages au lait cru en petites quantités (environ 25 g) deux fois par semaine. Je ne recommande pas de faire la même chose avant la rémission complète de votre problème de santé. J'ai indiqué le fromage au lait cru comme exemple, car ce dernier contient beaucoup moins de glycotoxines que celui fait avec du lait qui a été chauffé à haute température (pasteurisé). De plus, les fromages fabriqués à partir de produits laitiers modifiés (poudre de lait, protéines de lait, etc.) contiennent beaucoup plus de glycotoxines que ceux faits à partir de lait pasteurisé.

Les fromages au lait cru sont permis au Canada et il en existe d'excellents.

À ma connaissance, à part le fromage fait à partir du soja, il n'existe pas encore de fromages faits à partir de protéines acceptables pour le régime sauf peut-être le Daya, des copeaux à saveur de mozzarella, que j'ai trouvé à l'épicerie Tau. On peut l'utiliser pour les pizzas et les spaghettis.

Comme nous sommes tous différents, la consommation ponctuelle et sans effets négatifs de petites quantités d'un aliment non conforme pourrait causer chez d'autres des problèmes, même après leur entrée en rémission.

La margarine et autres tartinades au goût de beurre

À ma connaissance, la seule margarine qui est conforme au régime hypotoxique est la Becel végétale qui, en plus de ne pas contenir d'huile hydrogénée, ne contient ni produits laitiers ni céréales. C'est la présence d'huile hydrogénée dans une margarine qui entraîne la production de gras trans, un gras dangereux pour la santé, particulièrement pour le cœur et les vaisseaux sanguins.

Une seule tartinade, Earth Balance, sans soja, est en effet à recommander. C'est la seule, comparativement aux autres de la même marque, qui ne contient pas de soja et qui, point important, comporte un rapport plus acceptable oméga-6/oméga-3 moins susceptible de favoriser le développement de l'inflammation chronique.

Le sel rose de l'Himalaya, le sel de mer brut, le sel gris et la fleur de sel

Le sel rose de l'Himalaya est un sel complet et, à mon avis, il est préférable à la fleur de sel parce que le sel rose ne contient que 22 % de sodium et de nombreux autres minéraux bons pour la santé. Il ne contient pas d'iode. Je l'utilise directement sur les aliments dans mon assiette. Un peu de fleur de sel sur un aliment en augmente la saveur, mais personnellement, je trouve que le sel rose est meilleur. J'insiste sur le fait qu'il s'agit d'un goût personnel.

Le sel brut gris de mer est un sel complet beaucoup moins coûteux que le sel de l'Himalaya et, de plus, il contient naturellement de l'iode. Je l'utilise tous les jours pour cuisiner. Par ailleurs, le sel blanc raffiné est à éviter.

Les sucres

Les seuls sucres permis par le régime sont les sucres complets, sirop d'érable, miel, sucre brut non raffiné (Sucanat) consommés de façon très modérée. La cassonade fait partie des sucres raffinés, donc à éviter. La mélasse, surtout la mélasse verte, peut être considérée comme un sucre brut, mais sa consommation doit être minimale. Tous les jus contenant du sucre ajouté, les boissons gazeuses sucrées ou avec aspartame ou autres édulcorants sont à éviter. Tous les aliments commerciaux avec sucre ajouté sont à éviter.

Le chocolat ou la caroube ?

Il semble d'après le site Internet www.extenso.org/mythes que la caroube ne soit pas meilleure pour la santé que le chocolat. Pour fabriquer les produits à base de caroube, l'industrie incorpore du sucre et de l'huile végétale en quantités souvent comparables à celles retrouvées dans le chocolat. Et les huiles ajoutées à la poudre de caroube ne contiennent pas nécessairement les meilleurs gras. L'utilisation d'huile de coco ou de palme augmente sa teneur en gras saturés, alors que des huiles hydrogénées sont parfois utilisées et fournissent des gras trans. En fait, il faut bien lire les ingrédients et s'il y a présence d'huile hydrogénée, mieux vaut s'abstenir.

Par contre, le chocolat noir cru est un aliment santé mais à consommer modérément.

Les arachides et les aflatoxines. Comment diminuer les risques de contamination des arachides ?

Comme l'arachide est particulièrement vulnérable à la contamination par les aflatoxines (champignons microscopiques), les fabricants et les organismes de la protection de la santé voient à la détection des arachides impropres à la consommation par un contrôle rigoureux des conditions d'entreposage et de la qualité de toutes les noix et de tous les produits de noix (dont le beurre d'arachide). Les aflatoxines sont surveillées par des méthodes d'échantillonnage.

Pour conserver vos arachides, vous devez les entreposer dans un endroit frais et sec, à l'abri de l'humidité, préférablement dans un sac de papier ou en filet. Comme la circulation de l'air est importante pour éviter les moisissures, ne pas entreposer les arachides dans un sac ou un contenant de plastique. L'arachide rôtie se congèle; au réfrigérateur, elle se conserve neuf mois en écale ou trois mois décortiquée. L'arachide crue se détériore plus rapidement que l'arachide rôtie. Aussi, est-elle plus difficile à conserver. On doit ranger l'arachide crue au réfrigérateur. Pour s'assurer de ne pas consommer d'arachides contaminées, écarter celles qui sont vieilles, tachées, noircies, rances ou moisies.

Le rôle de la gomme de xanthane et de guar et où les trouver

La levure chimique (poudre à pâte) n'a pas les mêmes propriétés que la gomme de xanthane ou de guar. Ces gommes sont des épaississants (confèrent du volume) et des émulsifiants (assouplissant et élastifiant). Leur utilisation résout le problème d'émiettement des pains et des biscuits.

On peut trouver ces produits dans de nombreux magasins de produits santé et/ou biologiques et plus rarement dans les supermarchés à l'exception des magasins Loblaws.

Les suppléments alimentaires

Lorsqu'on se nourrit convenablement, seule la vitamine D est nécessaire durant les mois d'hiver pour les gens qui vivent dans des pays nordiques

en raison de l'exposition solaire réduite. (Concernant les autres suppléments alimentaires, voir les pages 140-146 de mon livre: *Comment j'ai
vaincu la douleur et l'inflammation chronique par l'alimentation.*)

Lutter contre la constipation

Voici plusieurs moyens de lutter contre la constipation: boire de un
à deux litres d'eau par jour. Consommer au moins sept portions de
légumes par jour, des légumineuses (haricots, lentilles, pois), des noix,
des grains, des fruits séchés.

Broyer des graines de lin, en mettre 1 c. à soupe dans un verre d'eau
(200-250 ml), agiter et boire. Répéter deux ou trois fois par jour. On
recommande aux gens qui souffrent de diverticules ou qui ont un intestin fragile de broyer les graines de lin. Pour les autres, elles peuvent
être prises non broyées. Si les graines de lin occasionnent des maux de
ventre, cessez leur consommation.

Prendre des entérocapsules de Bio-K pendant quelques jours
au début. Par la suite, soyez attentifs à vos besoins propres. L'exer-
cice physique est très important pour faciliter un transit intestinal
normal.

La boulangerie l'Angélique : essai des pains

J'ai enfin testé les pains Céleste et Granola. Je puis dire sans hésitation
qu'il s'agit de deux pains exceptionnels et que le Céleste porte admirable-
ment bien son nom. Merci aux deux créateurs de ce pain dont l'histoire
n'est pas banale comme vous pouvez le constater sur leur site Internet:
www.cuisinelangelique.com/fr/entreprise/histoire.shtml

Les repas au restaurant

Pour les petits déjeuners, c'est compliqué. Il reste les œufs à la coque,
les omelettes, les crêpes au sarrasin. Les fruits peuvent également être
un bon complément. Comme nous sommes habitués à consommer du
pain au petit déjeuner, ma suggestion serait d'apporter des gaufrettes
craquantes au quinoa ou au sarrasin de la marque Le pain des fleurs.
Elles sont tout simplement délicieuses et vous pourrez étaler dessus des
beurres de noix, d'arachide, etc.

Pour les autres repas, c'est plus facile : les salades avec viandes blanches, les plats asiatiques qui contiennent riz, légumes, viandes, pâtes de riz, les salades de légumineuses. En fait, il s'agit d'éviter le plus possible les céréales, les pains et les produits laitiers. Ne pas trop s'en faire en voyage avec la cuisson des viandes à l'exception des viandes rouges grillées. Il s'agit d'exceptions. De plus, des écarts ponctuels ne devraient pas causer trop de problèmes à moins que votre sensibilité aux aliments interdits soit très prononcée.

Des amis m'ont fait découvrir à Sainte-Adèle un restaurant, où le chef Didier Gaildraud fait cuire toutes ses viandes à une température inférieur à 110 °C pendant de très longues heures à l'aide d'un four électronique de la compagnie Alto Shaam Halo Heat. Cela donne une viande d'une tendreté et d'un goût sans pareil. Je peux vous dire que j'ai mangé la meilleure côte de bœuf de ma vie, juteuse, savoureuse et que je me suis sentie aussi légère qu'après un simple repas de légumes. Il s'agit du restaurant **À L'Express Gourmand**, 31, rue Morin, Sainte-Adèle, 450 229-1915.

Parmi les restaurants qui ont su s'adapter au régime hypotoxique, il y a la Trattoria Casa Rinacchio, un restaurant à Sainte-Rose (Laval). Les chefs Hind et Tony, forts de leurs connaissances de la cuisine vivante, ayant déjà publié un livre à ce sujet, se font un plaisir d'adapter leur menu à nos besoins. Ils ont tous les détails des aliments conformes au régime hypotoxique affiché dans leur cuisine. Il est recommandé de téléphoner au restaurant avant de vous y rendre pour préciser que vous faites le régime hypotoxique ou autre.

Témoignages

Ces témoignages personnalisés démontrent l'efficacité du régime hypotoxique (appelé également ancestral) dans la lutte contre les maladies d'inflammation chronique. Ces maladies sont habituellement réfractaires aux traitements médicaux classiques.

Les onze témoignages reproduits dans ce chapitre ont été reçus sur mon blogue (**jacquelinelagace.net**) sans aucune sollicitation préalable. Par la suite, ces personnes ont accepté généreusement que leur témoignage et leur nom paraissent dans le présent ouvrage.

Chère Madame Lagacé,

Depuis juin 2005, j'ai adopté le régime ancestral et cela a complètement changé ma vie. C'est une homéopathe qui m'a fait connaître le livre lorsque nous avons constaté que les traitements n'apportaient plus de soulagement.

Du plus loin que je me souvienne, j'ai toujours eu des douleurs. Au moment de commencer le régime, je souffrais de fibromyalgie, avec les troubles qui s'y rattachent, soit douleurs aux muscles, aux articulations et aux tendons, sommeil agité et insomnies chroniques, maux de tête et problèmes de digestion. De plus, à cause de l'arthrose, je marchais difficilement au réveil ou après une période en voiture dépassant une heure. Ma hanche droite me faisait également souffrir au point de devoir marcher occasionnellement avec une canne. Des douleurs au bas du dos depuis l'âge de 25 ans me réveillaient autour de 5 heures du matin; pour continuer à dormir, je devais faire une série d'étirements. Durant de nombreuses années, j'ai tout essayé: antigymnastique, aquaforme, étirements, massothérapie, ostéopathie, homéopathie, chiropractie, physiothérapie, acupuncture, j'ai même pratiqué l'hypnose pour contrôler la douleur et consulté une psychologue croyant que le problème était peut-être dans ma tête. Bref, des traitements de toutes sortes, pour des résultats minimes. Je consommais une grande quantité d'analgésiques sans compter les relaxants musculaires et le Vioxx prescrits par mon médecin. J'étais désespérée à l'idée de vieillir en si mauvaise forme.

Aujourd'hui, à l'âge de 60 ans, je suis transformée. Dès les premières semaines du régime, j'ai eu une grande surprise, celle de me réveiller un matin dans la même position que la veille (avant mon lit était un champ de bataille) et sans avoir souffert d'insomnie. Rapidement, mes douleurs au bas du dos ont complètement disparu, plus de migraines, je ne me suis presque pas rendu compte que mes pieds ne me faisaient plus souffrir le matin et j'ai oublié ma canne. Dans l'année qui a suivi, j'ai perdu 35 livres, lesquelles ne sont jamais revenues avec, en plus, la disparition de cette vilaine cellulite. Une très belle peau en prime (eh oui! parce qu'avant j'avais encore des boutons à mon âge)! Évidemment, les écarts alimentaires me rappellent à l'ordre et alors je dois prendre des ibuprofènes contre les douleurs. Aussi, dans la mesure du possible, je les évite soigneusement, car je peux souffrir durant une semaine, surtout si j'ai mangé du blé ou des aliments trop grillés (cette molécule de Maillard fait vraiment de gros dommages). Je peux dire que je mange à 85 % cru, viandes, poissons, fruits et légumes, noix, le 15 % restant, je mange du riz, des légumineuses, quelques poissons pochés. Lorsque je suis invitée, je mange ce qu'il y a sur la table, mais je ne prends ni pain, ni dessert, ni fromage.

Aujourd'hui, toutes les occasions sont bonnes pour faire la promotion du régime ancestral, mais je remarque que sans soutien, les personnes souffrantes ont beaucoup de difficultés à suivre le régime sans faire d'écarts. J'avoue avoir été bien seule durant toutes ces années. C'est pourquoi je trouve extraordinaire que vous ayez pris l'initiative de faire un site Web afin d'aider ceux et celles qui cherchent à améliorer leur santé. Grâce à vous, aujourd'hui, je ne passe plus pour une extraterrestre avec mon régime cru. Et vous savez, mes amis se bousculent aux portes pour manger à ma table, car je suis une excellente cuisinière. J'ai fait beaucoup de recherches et expérimenté beaucoup de mets afin de remplacer des plats cuits exquis par d'autres crus, réellement savoureux. Comme quoi, tout changement peut être pour le mieux.

Bonne continuité dans votre travail.

Lorraine Pipon, Montréal, le 9 août 2011

Chère Madame Lagacé,

Je tenais à vous remercier de faire revivre la méthode Seignalet grâce à votre livre. Je suis moi-même ce régime depuis plus de six mois et ma polyarthrite rhumatoïde, qui était très active depuis 2005, a complètement disparu. Je souhaite ardemment que tous les gens souffrant de douleurs chroniques ou de maladies auto-immunes soient informés des bienfaits de ce régime hypotoxique. Encore merci !

Alexandra Grenier, le 6 juillet 2011

Bonjour Madame Lagacé,

Par la présente, je tiens à vous exprimer toute ma reconnaissance pour le partage de vos « recettes miracles » dans le livre Comment j'ai vaincu la douleur… *En lisant et relisant votre livre, je me suis sentie unique, en lien avec vous, vos expériences sur vous-même et j'ai démarré !*

Oui, j'ai complètement changé mon alimentation, fatiguée et harassée de souffrir à n'en plus finir. Après un cancer, des embolies pulmonaires, de la fibromyalgie, un zona, du stress à outrance et une retraite occasionnée par l'invalidité, je me suis mise au régime hypotoxique.

Après sept jours, le sciatique ne me causait plus de douleur, moi qui avais du mal à marcher. Après deux semaines, fini les Tylenol, les narcotiques contre la douleur ! Je me sens tellement mieux ! Recevez toute mon admiration et merci encore pour les vibrations élevées. Et je continue de plus belle en vivant de nouveaux moments sans avoir peur que la souffrance ne revienne. Évidemment, je dégonfle et perds du poids aussi !

Suzanne Fortin, le 18 juillet 2011

Merci pour votre livre et la transmission de vos connaissances. Ce ne doit pas être toujours facile de défendre ce régime assez contesté ! En ce qui me concerne, j'ai 37 ans et suis très sportif. J'ai de l'arthrose principalement au centre du dos, j'ai eu des tendinites à répétition depuis 20 ans et on m'a diagnostiqué un kyste de Baker au printemps dernier. Je souffre aussi de psoriasis depuis deux ans. Ayant écouté votre entrevue à LCN, j'ai alors décidé d'acheter votre livre et de foncer avec votre régime, car je n'ai rien à perdre devant mes limitations sportives qui m'angoissent énormément.

Voilà presque deux mois que je suis le régime hypotoxique et les résultats sont non négligeables. En effet, mon kyste de Baker est maintenant à 10 % de la douleur initiale ! Je ne sens absolument plus mon arthrose dans le dos et les orteils. Ayant testé les anti-inflammatoires, la physiothérapie et l'ostéopathie, rien ne m'a autant aidé que le régime hypotoxique. Le psoriasis est encore présent et stable, mais je ne désespère pas pour ce problème. En passant, je n'ai pas encore commencé à m'occuper des températures de cuisson.

Merci encore.

Guy Langevin, le 21 juillet 2011

Bonjour Madame Lagacé,

Je souffre depuis plusieurs années de toutes sortes de douleurs aux articulations: tendinites à répétition aux coudes et aux hanches, douleurs arthritiques aux doigts, au cou, aux genoux et aux orteils. Je prenais des doses maximales d'anti-inflammatoires. Les résultats n'étaient pas fameux.

J'ai commencé le régime ancestral dès le lendemain de votre premier passage à l'émission de Denis Lévesque. Je n'ai pas pris de médicaments depuis ce temps et j'ai repris plusieurs de mes activités: vélo, marche et entraînement au gymnase. J'y vais graduellement.

Je ne me prive pas d'aller au restaurant où je choisis la plupart du temps du poisson et des légumes.

Lorsque je ressens davantage de douleurs, c'est souvent parce que j'ai mangé quelque chose dont je n'ai pas contrôlé les ingrédients. Mais je suis très vigilante.

Au début, je crevais littéralement de faim, mais la situation s'est vite réglée lorsque j'ai acheté une mijoteuse. Ça m'a permis de bien manger tout en respectant le régime, de pouvoir lire votre livre et d'aller chercher toutes les informations dont j'avais besoin pour continuer.

Merci beaucoup! Grâce à vous, je me sens renaître.

Michèle Beaulac, 26 juillet 2011

Bonjour Mme Lagacé,

J'ai acheté et lu votre livre Comment j'ai vaincu la douleur et l'inflammation chronique par l'alimentation, et je voudrais témoigner des effets salutaires du régime hypotoxique. Jusqu'à récemment, j'avais une douleur devenue chronique à l'épaule droite, à la suite d'une blessure subie au badminton en 1998. J'ai dû faire de la physiothérapie, et prendre du Celebrex pendant des années. Même si, avec le temps, la douleur s'est un peu atténuée, je traîne tout de même ce mal depuis quelque 12 années, une douleur qui me réveille parfois pendant mon sommeil.

Par curiosité, et pour tester le régime hypotoxique de Seignalet, j'ai seulement coupé les produits laitiers dont j'étais friand (fromage, crème glacée, tablettes de chocolat au lait...). Et puis, le mal que j'avais depuis toutes ces années est presque complètement disparu. Je pense donc à reprendre le badminton!

En bonus, trois autres bienfaits extraordinaires et inattendus.

Depuis toujours, lors des journées de chaleur accablante, j'étais léthargique, et je me traînais péniblement les pieds. Mais depuis que j'ai coupé les produits laitiers, ce n'est plus le cas. Les journées caniculaires, je peux même travailler dehors ou jouer au tennis au soleil, chose impensable auparavant ! Bien sûr, j'ai chaud, mais je ne «transpire plus comme un cochon», et je ne suis plus léthargique comme auparavant. Pour moi, c'est là un bénéfice absolument formidable!

De plus, j'ai toujours été migraineux. Mais depuis que j'ai coupé les produits laitiers, je n'ai subi aucune de ces fréquentes migraines qui me faisaient tellement souffrir. Une migraine dure souvent trois jours. J'en avais régulièrement, mais je n'en ai subi aucune depuis que j'ai coupé les produits laitiers. J'ai juste eu quelques maux de tête ordinaires.

Enfin, j'ai les sinus rarement congestionnés. Il semble que mes fréquentes congestions nasales étaient, elles aussi, un effet néfaste causé par les produits laitiers. Récemment, lors d'un buffet, je me suis laissé tenter par quelques morceaux de fromage, et la douleur est vite revenue. On nous dit souvent quoi manger pour conserver une bonne santé, mais rarement quoi éviter. Je regrette de ne pas avoir su avant cette année que je me porterais si bien en renonçant aux produits laitiers !

Avoir su, j'aurais notamment beaucoup épargné en physiothérapie, et en médicaments parfois coûteux: aspirine, Celebrex, Imitrex, naproxène!... Et que dire de ces nombreuses et misérables journées où je souffrais de maux de tête carabinés !

Essayer le régime hypotoxique ne coûte rien. Ça prend juste de la volonté. Mais on se sent si bien que ce n'est plus du tout un effort après deux ou trois semaines.

Pierre Desaulniers, Grand-Mère, le 27 juillet 2011

Bonjour et Merci...

J'ai cherché dans les quatre dernières années une solution à l'arthrose... Cette solution s'est présentée lors de votre entrevue avec Isabelle Maréchal, et le coup fatal est venu à l'émission de Denis Lévesque... J'ai débuté votre régime le 11 juin 2011 et les résultats après deux mois sont indescriptibles...

Les douleurs/raideurs se sont amondries à 85 %. Une douleur à l'épaule gauche demeure... mais elle cessera sûrement dans un avenir rapproché... Fruits, légumes, poissons, poulets, graines de lin, huile d'olive, chlorophylle, pain El Peto, etc. font partie de mon régime.

J'ai tellement souffert de cette arthrose...

Je crois revivre, je suis très heureux !

Merci encore Mme Lagacé.

Claude Frigon, Victoriaville, le 11 août 2011

Bonjour Mme Lagacé,

J'en suis à ma cinquième semaine du régime hypotoxique. Je souffre de polyarthrite rhumatoïde depuis 16 ans. J'ai suivi d'autres régimes auparavant, mais jamais avec des résultats aussi rapides et efficaces que depuis que j'ai enlevé le blé (gluten) et les produits laitiers de mon alimentation quotidienne. De plus, je ressens une vitalité et une énergie que je n'avais plus depuis plusieurs années. La sensation de lourdeur et de fatigue continuelle m'a quittée.

Merci pour votre excellent travail.

Johanne Boudreau, Laurier-Station, 5 septembre 2011

Bonjour Mme Lagacé,

Cela fait deux mois que l'on suit votre régime et mon mari, qui prenait ses pompes pour l'asthme neuf fois par semaine n'en prend plus aucune. Quel miracle et en plus aucun problème pour la digestion et donc aucun problème pour dormir. Pour ma part, j'ai de gros problèmes d'arthrite, de fibromyalgie et autres. Les seuls bienfaits pour le moment sont sur la digestion, je n'ai plus de problème pour dormir, mais le mal est encore bien présent. Le changement de température en même temps est un des gros problèmes, mais je n'abandonne pas, car je suis bien heureuse de mieux m'alimenter pour mon bien-être et ma santé.

Merci de tout cœur,

Diane Patenaude, le 6 septembre 2011

Bonjour madame Lagacé,

Je tiens à vous dire un bien gros merci... En juin, lorsque j'ai entendu parler de vous, je me suis empressée d'acheter le livre et de débuter dès le lendemain le régime hypotoxique. Étant végétarienne depuis 30 ans et souffrant de migraine depuis presque autant d'années, je n'avais rien à perdre d'essayer! Après à peine une semaine, déjà je me sentais différente... Après un mois, disparition des douleurs cervicales, des brûlures d'estomac et diminution à 90% des migraines! Incroyable! Je n'en reviens pas! Quel bonheur de me lever le matin sans ressentir de douleur au cou et à la tête! Et pendant les vacances, j'ai dû manger des «trucs» pas trop hypotoxiques... Les deux premières semaines, je me sentais quand même bien... Oups! la troisième semaine, j'ai commencé à me lever le matin avec des douleurs dans la tête (début de migraine). Alors fini pour moi les tricheries! Vive l'alimentation hypotoxique! Ça fonctionne vraiment! Une petite gâterie par semaine, ça me va! Alors voilà, je voulais simplement vous faire part de mon expérience...

Merci...

Chantal Vézina, le 8 septembre 2011

Bonjour madame Lagacé

J'ai reçu votre merveilleux livre en cadeau pour ma fête. Je souffre de sclérose en plaques rémittente. J'ai commencé votre régime hypotoxique depuis bientôt un mois et je n'ai plus de douleurs neuropathiques qui me faisaient souffrir énormément et qui m'empêchaient de faire de bonnes nuits.

Le 24 juillet 2011

Maintenant, je peux faire des exercices de physio pour mes jambes sans ces douleurs neuropathiques et c'est merveilleux, puisque avec le temps elles deviendront plus fortes. J'ai moins de raideurs dans les jambes et même certains jours j'arrive à marcher avec seulement une béquille et ça fait seulement 3 mois que je suis le régime.

Je sais que je dois être patiente comme vous le dites dans votre livre, mais j'ai confiance que ce régime peut améliorer ma qualité de vie. Et tout comme vous, si je triche, le lendemain ou le surlendemain la douleur revient.

Merci à mon amie Chantal qui m'a offert ce merveilleux livre.

Martine Noël, le 28 septembre 2011

Compilation de résultats positifs

Compilation de résultats positifs concernant plusieurs maladies chroniques qui ont répondu, en partie ou totalement, au régime hypotoxique, selon les témoignages reçus sur le blogue « jacquelinelagace.net » durant les trois premiers mois, à la suite de la parution du livre *Comment j'ai vaincu la douleur et l'inflammation chronique par l'alimentation*.

Selon ces témoignages, reçus entre le mois de juillet et le 16 septembre 2011, des améliorations non négligeables ou, encore, importantes ont été obtenues par des lecteurs du blogue dans le cas des maladies d'inflammation chronique suivantes:

N. B.: Nombre de témoignages positifs pour différentes maladies chroniques.

Arthrite rhumatoïde: 5	Spondylarthrite ankylosante: 1
Arthrose: 15	Kyste de Baker: 2
Tendinite: 2	Eczéma: 1
Fibromyalgie: 9	Sclérose en plaques (neuropathie): 1
Maladie cœliaque: 2	Infection urinaire: 1
Maladie de Crohn: 2	Côlon irritable: 3
Psoriasis: 1	Colite ulcéreuse: 1
Migraines chroniques: 3	Gastrite: 2
Asthme: 1	Baisse de la glycémie: 1
Acnée: 1	Douleurs d'origine non précisée: 33

Les commerces d'aliments santé recommandés

N. B. : Cette liste n'est pas exhaustive ni exclusive. Les commerces de cette liste ont été retenus soit parce que je les ai visités, soit parce qu'ils m'ont été recommandés. Il ne faut pas hésiter à demander aux gérants de nos supermarchés de faire venir les produits que nous consommons régulièrement.

Les marchés d'alimentation Loblaws

Je mentionne ces marchés pour les raisons suivantes : on retrouve ces marchés dans de nombreuses villes du Québec, ils offrent une bonne variété de produits santé et, parfois, leurs prix sont plus bas qu'ailleurs. Ils se montrent également ouverts à faire venir les produits que nous demandons.

Région du Grand Montréal et ses environs :

Les marchés TAU

4238, rue Saint-Denis, Montréal, H2J 2K8, 514 843-4420
7373, boul. Langelier, Saint-Léonard, H1S 1V7, 514 787-0077
3188, boul. Saint-Martin Ouest, Laval, H7T 1A1, 450 978-5533
6845, boul. Tachereau, Brossard, J4Z 1A7, 450 443-9922
2335, autoroute Transcanadienne, Pointe-Claire, H9R 5Z5, 514 695-0828

Les magasins Avril

8600, boul. Leduc, Brossard, J4Y 0G6, 450 443-4127
1185, chemin du Tremblay, Longueuil, J4N 1R4,
450 448-5515

Les Épiceries Santé Rachelle-Béry

505, rue Rachel Est, Montréal, H2J 2H5, 514 524-0725
2346, rue Beaubien Est, Montréal, H2G 1M9, 514 727-2327
4810, boul. St-Laurent, Montréal, H2T 1R5, 514 849-4118
1289, boul. Laird, Ville Mont-Royal, H3P 2S9, 514 508-228

Mission Santé Thuy

1138, rue Bernard Ouest, Outremont, H2V 1V3, 514 272-9386

Tratoria Casa-Rinacchio

237, boul. Sainte-Rose Est, Laval, H7L 1L7, 450 628-8680

À L'Express Gourmand

31, rue Morin, Sainte-Adèle, J8B 2P6, 450 229-1915. Pour ses viandes cuites à moins de 230 °F (110 °C) pendant de très longues heures.

Vogel Rosemère-Épicerie santé

199, boul. Labelle, Rosemère, J7A 2H2, 450 437-5156

Région des Laurentides

La Moisson inc.

360, rue Sicard, Sainte-Thérèse, J7E 3X4, 450 437-3326

Les Épiceries Santé Rachelle-Béry

105-1, avenue Guindon, Saint-Sauveur, J0R 1R6, 450 227-3343
909, rue de Saint-Jovite, Mont-Tremblant, J8E 3J8, 819 425-7777

Le Pommier Fleuri

37, rue Saint-Vincent, Sainte-Agathe-Des-Monts, J8C 2A5, 819 326-7133

Le Kirlian Café

Le Kirlian Café est un restaurant, un comptoir pour emporter et une boutique spécialisée en alimentation vivante. Les produits du Kirlian Café sont en vente en ligne et dans les épiceries santé Rachelle-Béry.
1337, rue de la Sapinière # 3, Val-David, J0T 2N0, 819 320-0406

Région de Québec

Les Épiceries Santé Rachelle-Béry

Aliment de santé Laurier, Membre du réseau Rachelle-Béry
2700, boul. Laurier, Québec, G1V 4K5, 418 651-3262

Alimentex inc.

1188, 1re Av., Québec, G1L 3K8, 418 529-7988

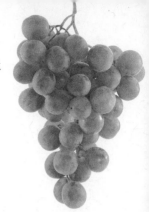

Région Montérégie et Cantons-de-l'Est

Magasin April

132, rue Principale, Granby, J2G 2V2, 450 375-6446

Panier-santé Galt

2334, rue Galt Ouest, Sherbrooke, J1K 1K9, 819 566-2233

Coopérative La Grande Ruche

25, rue Bryant, Sherbrooke, J1J 3E5, 819 562-9973

Centre-du-Québec

Panier Santé

303-B, rue Lindsay, Drummondville, J2B 1G4, 819 478-2387

Coop La Manne

194, rue Notre-Dame Est, Victoriaville, G6P 4A1, 819 758-1211

Région du Saguenay—Lac-Saint-Jean

Bizz Magasin d'alimentation saine

271, rue Sainte-Famille, Chicoutimi, G7H 4J5, 418 549-1112

Le Garde-Manger

1415, rue Des Champs Élysées, Chicoutimi, G7H 6J2, 418 696-1597

Soleil Le Vent inc.

2425, rue Saint-Dominique, Jonquière, G7X 6L1, 418 547-6227

Région du Bas-Saint-Laurent

Coopérative d'aliments naturels Elina

99, rue Saint-Germain Ouest, Rimouski, G5L 4B6, 418 723-0355 # 101

Notes bibliographiques

Chapitres 1 à 4

1. Hu, F. B., «Globalization of diabetes: the role of diet, lifestyle, and genes», *Diabetes Care*, vol. 34, 2011, p. 1249-1257.

2. Simopoulos, A. P., «Essential fatty acids in health and chronic disease», *Am J Clin Nutr*, 1999, vol. 70, 1999, p. 560S-569S.

3. Singh, K. K., Mridula, D., Rehal, J. et Barnwal, P., «Flaxseed: a potential source of food, feed and fiber», *Crit Rev Food Sci Nutr*, vol. 51, 2011, p. 210-222.

4. Kamal-Eldin, A., Moazzami, A. et Washi, S., «Sesame seed ligans: potent physiological modulators and possible ingredients in functional foods & neutraceuticals», *Recent Pat Food Nutr Agric*, vol. 3, 2011, p. 17-29.

5. Dodd, H., Williams, S., Brown, R. et Venn, B., «Calculating meal glycemic index by using measured and oublished food values compared with directly measured meal glycemic index», *Am J Clin Nutr*, 10 août 2011; doi: 10.3945/ajcn.111.012138.

Chapitre 8

1. *Comment j'ai vaincu la douleur et l'inflammation chronique par l'alimentation*, Fides, 2011, p. 108-109.

2. Suji, G. et Sivakami, S., «Glucose, glycation and aging», *S Biogerontology*, vol. 5, 2004, p. 365-373.

3. Muthenna, P., Akileshwari, C., Saraswat, M. et Reddy, G. B., «Inhibition of advanced glycation end-product formation on eye lens protein by rutin», *Br J Nutr*, 25 août 2011, p. 1-9. [Publication numérique en avance sur l'imprimé].

4. Mericq, V., Piccardo, C., Cai, W. *et al.*, «Maternally transmitted and food-derived glycotoxins: a factor preconditioning the young to diabetes?», *Diabetes Care*, vol. 33, 2010, p. 2232-2237.

5. Erkekoğlu, P. et Baydar, T., «Toxicity of acrylamide and evaluation of its exposure in baby foods», *Nutr Res Rev*, vol. 23, 2010, p. 323-333.

6. Vlassara, H. et Striker, G. E., «AGE restriction in diabetes mellitus: a paradigm shift», *Nat Rev Endocrinol*, 24 mai 2011; 7(9):526-39. doi: 10.1038/nrendo.2011.74.

7. Uribarri, J., Cai, W., Ramdas, M. *et al.*, «Restriction of advanced glycation end products improves insulin resistance in human type 2 diabetes: potential role of AGER1 and SIRT1», *Diabetes Care*, vol. 34, 2011, p. 1610-1616.

8. Sun, J. K., Keenan, H. A., Cavallerano, J. D. *et al.*, «Protection from retinopathy and other complications in patients with type 1 diabetes of extreme duration: the joslin 50-year medalist study», *Diabetes Care*, vol. 34, 2011, p. 968-974.

9. Semba, R. D., Nicklett, E. J. et Ferrucci, L., «Does accumulation of advanced

glycation end products contribute to the aging phenotype?», J Gerontol A Bio Sci Med Sci, vol. 65, 2010, p. 963-975.

10. Vlassara, H., Cai, W., Goodman, S. *et al.*, «Protection against loss of innate defenses in adulthood by low advanced glycation end products (AGE) intake: role of the antiinflammatory AGE receptor-1», *J Clin Endocrinol Metab*, vol. 94, 2009, p. 4483-4491.

11. Thornalley, P. et Glyoxalase J., «I–structure, function and a critical role in the enzymatic defence against glycation», *Biochem Soc Trans*, vol. 31, 2003, p. 1343-1348.

12. Semba, R. D., Nicklett, E. J. et Ferrucci, L., «Does accumulation of advanced glycation end products contribute to the aging phenotype?», *J Gerontol A Biol Sci Med Sci*, vol. 65, 2010, p. 963-975.

13. Mahali, S., Raviprakash, N., Raghavendra, P. B. et Manna, S. K., «Advanced glycation end products (AGE) induce apoptosis via a novel pathway: involvement of CA2+ mediated by interleukin-8», *J Biol Chem*, vol. 286, 2011, p. 34903-34913.

14. Hiraiwa, H., Sakai, T., Mitsuyama, H. *et al.*, «Inflammatory effect of advanced glycation end products on human meniscal cells from osteoarthritic knees», www.ncbi.nlm.nih.gov/pubmed?term=inflammatory effect of advanced glycation end products on human meniscal cells from osteoarthritic hnees, 13 août 2011. [Publication numérique en avance sur l'imprimé].

15. Goldring, M. B. et Otero, M., «Inflammation in osteoarthritis», *Curr Opin Rheumato*, vol. 23, 2011, p. 471-478.

16. Uribarri J., Woodruff S., Goodman S. *et al.*, «Advanced glycation end products in foods and a practical guide to their reduction in the diet», *J Am Diet Assoc*, vol. 110, 2010, p. 911-916.

17. Saraswat, M., Reddy, P. Y., Muthenna, P. *et al.*, «Prevention of non-enzymic glycation of proteins by dietary agents: prospects for alleviating diabetic complications», *Br J Nutr*, vol. 101, 2009, p. 1714-1721.

18. Mrudula, T., Suryanarayana, P., Srinivas, P. N. *et al.*, «Effect of curcumin on yperglycemia-induced vascular endothelial growth factor expression in streptozotocin-induced diabetic rat retina», *Biochem Biophys Res Commun*, vol. 361, 2007, p. 528-532.

19. Kumar, P. A., Reddy, P. Y., Srinivas, P. N. *et al.*, «Delay of diabetic cataract in rats by the antiglycating potential of cumin through modulation of a-crystallin chaperone activity», *J Nutr Biochem*, vol. 20, 2009, p. 553-562.

20. Harris, C. S., Beaulieu, L. P., Fraser, M. H. *et al.*, «Inhibition of advanced glycation end product formation by medicinal plant extracts correlates with phenolic metabolites and antioxidant activity», *Planta Med*, vol. 77, 2011, p. 196-204.

21. Peng, X., Ma, J., Chen, F. et Wang, M., «Naturally occurring inhibitors against the formation of advanced glycation end-products», *Food Funct*, vol. 2, 2011, p. 289-301.

22. Muthenna, P., Akileshwari, C., Saraswat, M. et Reddy, G. B., «Inhibition of advanced glycation end-product formation on eye lens protein by rutin», *Br J Nutr*, 25 août 2011, p. 1-9. [Publication numérique en avance sur l'imprimé].

23. Rodríguez-Ramiro, I., Martín, M. Á., Ramos, S. *et al.*, «Olive oil hydroxytyrosol reduces toxicity evoked by acrylamide in human Caco-2 cells by preventing oxidative stress», *Toxicology*, 9 octobre 2011; 288(1-3):43-48. Epub du 12 juillet 2011.

24. Wu, C. H., Huang, S. M., Lin, J. A. et Yen, G. C., «Inhibition of advanced glycation endproduct formation by foodstuffs», *Food Funct*, vol. 2, 2011, p. 224-234.

25. Collino, M., «High dietary fructose intake: Sweet or bitter life?», *World J Diabetes*, vol. 2, 2011, p. 77-81.

26. Johnson, R. J., Sanchez-Lozada, L. G. et Nakagawa, T., «The effect of fructose on renal biology and disease», www.ncbi.nlm.nih.gov/pubmed/21115612, *J Am Soc Nephrol*, vol. 21, 2010, p. 2036-2039.

27. Brymora, A., Flisinski, M., Johnson, R. J. *et al.*, «Low-fructose diet lowers blood pressure and inflammation in patients with chronic kidney disease», *Nephrol Dial Transplant*, 25 mai 2011. [Publication numérique en avance sur l'imprimé].

28. *Ibid.*, note 26.

29. *Ibid.*, note 25.

30. Suárez, G., Rajaram, R., Oronsky, A. L. et Gawinowicz, M. A., «Nonenzymatic glycation of bovine serum albumin by fructose (fructation). Comparison with the Maillard reaction initiated by glucose», *J Biol Chem*, vol. 264, 1989, p. 3674-3679.

31. Kretowicz, M., Johnson, R. J., Ishimoto, T. *et al.*, «The impact of fructose on renal function and blood pressure», *Int J Nephrol*, 2011:315879. Epub du 17 juillet 2011.

32. Madero, M., Arriaga, J. C., Jalal, D. *et al.*, «The effect of two energy-restricted diets, a low-fructose diet versus a moderate natural fructose diet, on weight loss and metabolic syndrome parameters: a randomized controlled trial», *Metabolism*, 27 mai 2011. [Publication numérique en avance sur l'imprimé].

33. Jalal, D. I., Smits, G., Johnson, R. J. et Chonchol, M., «Increased fructose associates with elevated blood pressure», *J Am Soc Nephrol*, vol. 21, 2010, p. 1543-1549. Epub du 1er juillet 2010.

34. *Ibid.*, note 27.

35. *Ibid.*, note 33.

36. Stellato, D., Morrone, L. F., Di Giorgio, C. et Gesualdo, L., «Uric acid: a starring role in the intricate scenario of metabolic syndrome with cardio-renal damage?», *Intern Emerg Med*, 13 août 2011. [Publication numérique en avance sur l'imprimé].

37. *Ibid.*, note 31.

38. *Ibid.*, note 26.

Chapitre 9

1. Poudyal, H., Panchal, S. K., Waanders, J., Ward, L. et Brown, L., «Lipid redistribution by α-linolenic acid-rich chia seed inhibits stearoyl-CoA desaturase-1 and induces cardiac and hepatic protection in diet-induced obese rats», *J Nutr Biochem*, 22 mars 2011. [Publication numérique en avance sur l'imprimé].

2. 1) Hlebowicz, J., Darwiche, G., Björgell, O. et Almér, L. O., «Effect of apple cider vinegar on delayed gastric emptying in patients with type 1 diabetes mellitus: a pilot study», *BMC Gastroenterol*, vol. 20, 2007, p. 46; 2) Hill, L. L., Woodruff, L. H., Foote, J. C. et Barreto-Alcoba, M., «Esophageal injury by apple cider vinegar tablets and subsequent evaluation of products», *J Am Diet Assoc*, vol. 105, 2005, p. 1141-1144.

3. http://naturaldatabase.therapeuticresearch.com/home.aspx?cs. Page consultée le 8 mars 2011.

4. *Dietary Guidelines for Americans, 2010,* US Department of Health and Human Services, US Department of Agriculture. www.health.gov/dietaryguidelines/2010.asp. Page consultée le 8 mars 2011.

Références Internet

www.Extenso.org
www.passeportsante.net
sante.journaldesfemmes.com
www.masantenaturelle.com
www.harissa.com/D_bouffe/ledroo.htm
www.confreriedessarrasins.com/index_files/Page2204.htm
www.fao.org
www.hellopro.fr/AMHARA_MOULIN-206613-profil-fr-societe.html
www.1001-fruits.com
www.glutivix.eu/farine/
alimentationgroupea.blogspot.com/2009/10/aliments-classes-selon-lindice-pral.html
www.InfoNaturel.ca
www.cyberpresse.ca/vivre/cuisine/201005/10/01-4278895-huiles-dolive-comment-eviter-larnaque.php
www.ricardocuisine.com
www.foodrenegade.com/agave-nectar-good-or-bad/
www.taty.be/sucre/taty_be_sucresucanat.pdf
fr.wikipedia.org/wiki/Sucre
fr.wikipedia.org/wiki/Stevia
www.superphysique.org/supermince/table_de_lindice_et_de_la_charge_glycemique
www.nlm.nih.gov/
www.ncbi.nlm.nih.gov/
pages.infinit.net/pagesweb/equivalences/ing.htm
www.crudessence.com
www.kirliancafe.com
www.trattoriacasarinacchio.com

Crédits photographiques

Annexes

Régime hypotoxique : aliments autorisés et/ou recommandés

	Aliments
Céréales	Le **riz (brun et blanc)**, le **sarrasin**, le **sésame**, le **quinoa**, le **tapioca**, les pâtes faites entièrement de riz blanc ou brun ou de quinoa.
Légumes	Tous les **légumes** sont autorisés et favorisés.
Légumineuse	Les **fèves**, les **haricots blancs ou rouges**, les **lentilles**, les **pois**, les **pois chiche**.
Fruits	Tous les **fruits frais** sont fortement recommandés. Les **fruits secs** ou en conserve sont largement représentés dans le régime: amandes, arachides, dattes, noisettes, noix, olives, pignons et pruneaux.
Graines	Les **graines germées** de soja, de lentilles, de pois chiches, de haricots, de luzerne et de riz sont conseillées.
Probiotiques	Il est recommandé de consommer des probiotiques sous forme de yaourt à base de soja ou de riz.
Viandes et poissons	Les **poissons gras** comme le saumon, le flétan, le hareng, le maquereau, les anchois et les sardines, mais aussi la **viande blanche**.
Matières grasses	Seules les **huiles vierges** utilisées **crues** doivent faire partie de notre alimentation: **huile d'olive**, **huile de noix**, **huile de canola**, huile de soja, huile d'onagre et de bourrache, etc.
Sucreries	Les sucres complets pris avec modération (**sirop d'érable**, **miel**, sucre brun non raffiné). Le **chocolat noir**, particulièrement le chocolat **cru**, est recommandé mais en petite quantité.
Boissons	L'eau, les **boissons à base de riz**, les **boissons à base d'amande**, les boissons à base de soja, la crème de soja et les yaourts de soja. Le café et le thé doivent être consommés en quantité raisonnable. La **chicorée** est encouragée. Les boissons alcoolisées autre que la bière sont autorisées à dose modérée.
Assaisonnements	**Les condiments sont tous autorisés**: poivre, vinaigre, citron, oignon, ail, moutarde, persil, câpres, cari, plantes aromatiques.
Suppléments alimentaires	Seuls les suppléments de **vitamine D** sont fortement recommandés.

Notes et conseils

Le **riz brun** est préférable au riz blanc en raison de ses qualités nutritives supérieures.

Il est fortement conseillé de **manger cru** le plus possible les **légumes** qui s'y prêtent.
Pour les légumes qui doivent être cuits, favoriser la **cuisson à la vapeur douce**.

Les **fruits secs** ou en conserve doivent être mangés **crus**.

Les **probiotiques** sont des micro-organismes normaux de l'intestin sain. Seuls les produits **Bio-K+**
(ceux à base de soja ou de riz) et encore davantage ceux sous forme de **capsules entérosolubles** conçues
pour se dissoudre dans l'intestin ont démontré, par des **études cliniques**, qu'ils sont particulièrement
efficaces pour le maintien d'un bon équilibre de la flore intestinale.

On trouve des **oméga-3** dans les poissons gras. Les oméga-3 sont recommandés pour
assurer le développement et le fonctionnement normal du **cerveau**. De plus, les **acides
gras essentiels** jouent un rôle de premier plan dans la synthèse et le fonctionnement des
neurotransmetteurs du cerveau et des molécules du **système immunitaire**.

On trouve des **oméga-3** dans certains **poissons gras**, dans les **algues**, le chia, les graines
de lin, l'huile de soja et de canola et des **oméga-6** dans la plupart des **huiles végétales**.
La consommation d'acides gras **oméga-3** (DHA et EPA) et d'**oméga-6** (acide linoléique)
devrait favoriser davantage les omega-3.

Le **sucres complets** sont riches en **potassium**, en **magnésium**, en calcium,
en phosphore, en fer, en vitamines ainsi qu'en antioxydants particulièrement
dans le cas du sirop d'érable.

Consommer avec modération les produits du soja non fermentés.
Le **miso** et le **natto** sont préférables puisqu'il s'agit de **soja fermenté**.

**La consommation de certaines eaux minérales est fortement recommandée lorsqu'elles
sont riches en calcium (≥200 mg/l) et en bicarbonate (≥ 700 mg/l) et pauvres en sulfate**

Le sel doit être utilisé avec parcimonie et de préférence sous forme de **sel complet**
comme le **sel de l'Himalaya riche en minéraux et oligo-éléments**.

Les études récentes ne favorisent pas actuellement la consommation de suppléments de minéraux
et de vitamines à l'exception de **suppléments de vitamine D** en raison du manque de soleil
au Canada durant près de la moitié de l'année et de la quantité minime de cette vitamine
présente dans notre alimentation.

Régime hypotoxique : aliments à éviter

	Aliments
Laits de source animale	Tous les laits provenant de sources animales quelles qu'elles soient, et leurs dérivés, tels que le **beurre**, la **crème**, les **fromages**, le **yaourt**, la **crème glacée**, etc.
Céréales	Tous les aliments qui contiennent du **blé**, du **seigle**, du **kamut**, de l'**orge**, de l'**avoine**, du **maïs**, de l'**épeautre** et, en particulier, les céréales prêtes à manger, les pains, les biscuits, les craquelins, les pâtisseries, les pâtes, même la **bière** qui contient des protéines de l'**orge**.
Matières grasses	Les **huiles raffinées**, c'est-à-dire les huiles qui ont été soumises à la **chaleur** et/ou à un **traitement chimique** par opposition aux huiles vierges, pressées à froid. Éviter les **gras trans** qui sont présents en grande quantité dans les **shortenings** et les margarines préparées à partir d'**huile hydrogénée**. Éviter les huiles de palme et de noix de coco que l'on retrouve de façon courante dans les gâteaux et pâtisseries vendus dans le commerce. Limiter la prise de gras saturés.
Assaisonnements	Limiter le plus possible la consommation de **sel blanc raffiné**.
Sucreries	Limiter au maximum la consommation de **sucre blanc raffiné**. Les jus, les boissons gazeuses et les confitures bourrées de sucre blanc sont à proscrire.
Viandes	**Diminuer l'apport des viandes rouges** en faveur des viandes blanches tout en limitant sa consommation à une fois par jour. **Éviter** les aliments fabriqués industriellement à partir de produits animaliers comme les **charcuteries**, le **bacon**, les blancs d'œufs en poudre et la poudre de lait.
Aliments préparés	Limiter le plus possible la consommation d'aliments préparés industriellement. Éviter les **frites** et les **croustilles**.

Notes et conseils

Il faut particulièrement éviter de consommer la **poudre de lait** car en plus des méfaits associés au lait lui-même, elle entraîne une augmentation marquée de la quantité de **glycotoxines** dans les aliments. On retrouve de la poudre de lait sous le nom de «produits laitiers», «protéines de lait» ou «substances laitières» dans de nombreux aliments industriels.

Les pains et autres aliments fabriqués avec ces céréales sous forme de **grains entiers** contiennent davantage d'**acrylamide**, une **glycotoxine** concentrée surtout dans l'enveloppe des grains et qui s'avère toxique à long terme pour beaucoup d'individus en fonction de la génétique et de l'âge.

Éviter le plus possible de cuire les aliments à une température **supérieure à 110-120 °C**; pour empêcher la formation de glycotoxines. Éviter de consommer des viandes et des poissons cuits à température très élevée comme les **grillades**, les **fritures** et la **cuisson sur le barbecue**. Ce genre de cuisson favorise une **forte production de glycotoxines**. Toutefois, la cuisson à température élevée induit moins de glycotoxines dans les poissons que dans les viandes.

Les aliments préparés contiennent généralement des quantités importantes de sucre, de sel, de mauvais gras, de produits chimiques pour la conservation, de colorants, de glycotoxines, etc.

L'exposition de **pommes de terre** à des **températures très élevées** entraîne la **formation** de quantités importantes d'**acrylamide**; le problème ne se pose pas lorsque les pommes de terre sont bouillies.

Index des recettes

A

Ananas à la menthe et au gingembre   166
Aspic de pommes et de bleuets   169

B

Beignets de courgettes   120
Biscuits orange et cardamome   206
Bouillabaisse de la Gaspésie   82
Boulettes de viande au curry   110
Boulettes orientales   67

C

Carrés aux noix et fruits secs   59
Casserole de morue   96
Céréale chaude de quinoa   155
Chaudrée de la mer à la citronnelle   94
Chaudrée de poulet à la citronnelle   106
Choux de Bruxelles braisés au four   115
Collation santé à l'avocat   54
Compote de pommes   139
Côtelettes de porc aux fruits d'hiver   108
Coulis de framboise   168
Craquelins aux amandes et carottes   205
Crème anglaise   163
Crème Budwig inspirée du
  Dr Kousmine   154
Crème de légumes   77
Crème épaisse aux noix de cajou   161
Crème glacée choco-noisette   207
Crème liquide rapide au lait végétal   162
Crème pâtissière   162
Crêpes au sarrasin   151
Crêpes au riz brun   150
Crêpes trio   149
Cretons de Diane   60
Cretons de veau   61
Cretons végétariens   62
Croustillant à la rhubarbe et
  aux fraises   176
Croustillant exotique   175
Croustilles de kale   205
Croustilles de légumes   52
Cuisses de poulet à la thaï   107
Cuisses de poulet au gingembre   105

F

Farine de noix   200
Filets de sole au vin blanc   98
Filets de truite à la moutarde   87
Filets de truite à la vapeur   86
Fraises au citron et vinaigre
  balsamique   167
Frittata au poisson   99
Fromage de macadam   202

G

Galette de sarrasin aux dattes   53
Gaspacho andalou   79
Gâteau amandine   186
Gâteau aux bananes et chocolat   182
Gâteau aux dattes (style Reine
  Élizabeth)   183
Gâteau aux noisettes   184
Gâteau renversé aux pêches   185

H

Hamburger végé   122
Haricots verts aux échalotes   116
Houmous rapide   55

L

Lait d'amandes
Lait de noix et graines   200

M

Ma meilleure crêpe   152
Morue à la courgette et aux tomates   97
Moules au vermouth   68
Mousse au chocolat   172
Mousse de volaille   71
Muffins à l'orange et aux
  canneberges   146
Muffins à la noix de coco   148
Muffins aux bleuets et au citron   145
Muffins aux dattes   147
Muffins aux pommes   144

O

Osso buco aux jarrets de porc
  ou de veau   103

P

Pain aux 5 farines cuit au robot
  boulanger   142
Pain aux 6 farines cuit au four
  traditionnel   141
Pain aux raisins cuit au four
  traditionnel   143
Pain de riz brun   138
Pain de riz brun cuit au four
  traditionnel   140
Pain doré   153
Pâte à tarte   177
Pâte à tarte rapide   178
Pâté de noix au cari   202
Pâtes végétales   204
Pommes au four   170
Poulet bouilli et sa provision
  de bouillon   83
Poulet marocain   111
Prosciutto et melon   66
Pudding chocolat   207
Pudding de chia   201
Pulpe de noix   200
Purée à l'aubergine (Babaganoush)   56
Purée de patates douces   117

Q

Quinoa aux légumes à la mijoteuse   121

R

Ragoût de lotte aux poivrons   92
Ragoût de poisson au pesto   90
Ragoût de veau et de légumes   104
Ratatouille au four   118
Riz aux légumes   120
Rouleaux de printemps   69

S

Salade d'épinards et d'asperges   131
Salade de betteraves   129
Salade de chou   126
Salade de concombre et de carotte   132
Salade de persil et de pois chiches
  à la grecque   130
Salade de pommes de terre aux noix   127
Salade de quinoa aux crevettes
  nordiques et à la coriandre   128
Salade de quinoa et de fruits   168
Sauce à la viande pour les spaghetti   109
Sauce tomate classique   119
Sauce tomate crue   204
Saumon au four, mayonnaise
  au cresson   89
Saumon laqué sauce soja   88
Smoothie vert déjeuner   201
Soupe asiatique   80
Soupe aux légumes   76
Soupe aux lentilles   78
Soupe aux moules   81
Soupe aux poireaux   75
Soupe chaude aux betteraves
  (type bortch)   203
Soupe miso de Gabrielle   203

T

Tarte à la lime et au lait de coco   181
Tarte au sucre sans sucre ajouté   171
Tarte aux pommes et aux amandes   180
Tarte rustique aux fraises et
  à la rhubarbe   179
Tartinade au poulet   63
Tartinade au saumon fumé   66
Trempette aux poivrons rouges   58
Trempette de pois chiches à
  la marocaine   57

V

Velouté de champignons   74
Verrines à la lime   173
Verrines aux pêches   174
Vinaigrette à l'ail   133
Vinaigrette à l'orange et au
  gingembre   134
Vinaigrette orientale   134

Y

Yogourts à la yaourtière électrique   159
Yogourt de cajou   202
Yogourt de soja ou d'amande   160

Table des matières

7   Introduction

11   Remerciements

12   **CHAPITRE 1**

**Les principales céréales et «pseudo-céréales»
conformes au régime hypotoxique**

Le riz 12 • Le sarrasin 14 • Le quinoa 15 • Le millet 16
Le sorgho 17 • Le teff 17 • L'amarante 17
La farine de pois chiche 17 • La farine de soja 18
La fécule ou amidon de pomme de terre 18
La fécule ou farine de tapioca 18 • La fécule d'arrow-root 19
La caroube 19 • La farine de fève 19
La conservation des farines 19

21   **CHAPITRE 2**

Les additifs ajoutés aux différentes farines

La gomme de xanthane 21 • La gomme de guar 21
Les graines de chanvre 21 • Les graines de lin 22
Les graines de chia 22 • Les graines de sésame 23

25   **CHAPITRE 3**

Les différentes caractéristiques des farines et/ou additifs

Caractéristiques fonctionnelles des différentes farines
et/ou additifs utilisés pour la fabrication de pains et pâtisseries
conformes au régime hypotoxique 25
Charte de conversion de différentes unités de mesure en cuisine 27

29   **CHAPITRE 4**

**Importance des deux indices nutritionnels sur l'équilibre
métabolique de l'organisme**

L'indice glycémique des aliments 29 • L'indice PRAL des aliments 36

39   **CHAPITRE 5**

Liste «garde-manger»

45 **CHAPITRE 6**

Recettes

Menus de petits déjeuners 47 • Les encas et collations 51
Les entrées 65 • Les soupes 73 • Les poissons 85 • Les viandes 101
Les légumes 113 • Les salades et vinaigrettes 125
Les pains, muffins, crêpes et autres 137 • Les yogourts et crèmes 157
Les desserts 165

189 **CHAPITRE 7**

L'alimentation vivante

Qu'est-ce que l'alimentation vivante? 192
Techniques de cuisine vivante 194
Aliments substituts et équipements 195
Les recettes de Gabrielle Samson 200

209 **CHAPITRE 8**

La nocivité des glycotoxines

Les glycotoxines et le diabète 209
Les glycotoxines et le processus du vieillissement 213
Les modes de cuisson à favoriser pour limiter le développement
des glycotoxines dans les aliments d'origine animale 216
Propriétés antiglycation de certains aliments 216
Influence des sucres, en particulier du fructose sur l'hypertension,
le diabète de type 1 et 2 et le fonctionnement des reins 219

223 **CHAPITRE 9**

**Place aux lecteurs de mon blogue:
précisions alimentaires et témoignages**

Réponses aux questions les plus courantes 223
Témoignages 244

253 Les commerces d'aliments santé recommandés
256 Notes bibliographiques
259 Références Internet
261 Crédits photographiques
263 Annexes
268 Index des recettes

Achevé d'imprimer en décembre 2011
sur les presses de Transcontinental Impression